仕事が「ツライ」と思ったら読む本

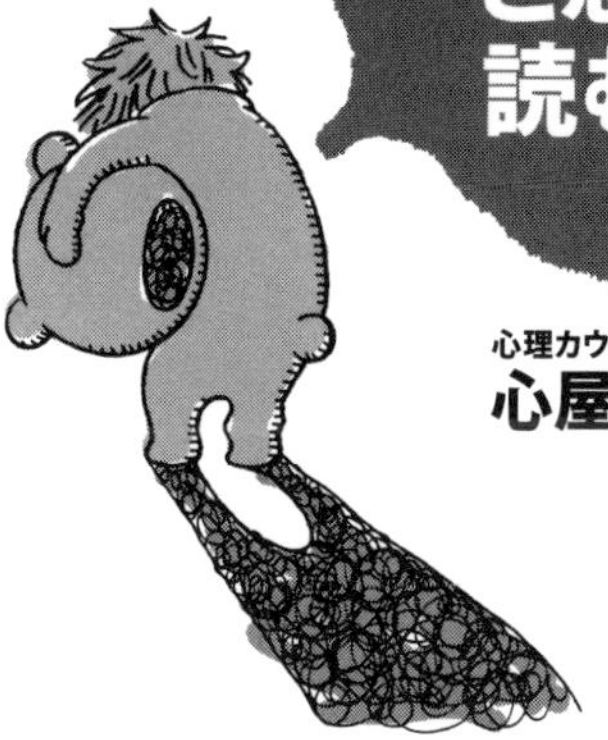

心理カウンセラー
心屋仁之助

WAVE出版

はじめに

ある日のことです。

京都四条にある僕のセッションルームにひとりの相談者が訪ねてきました。

その人は口を開くやいなや、「仕事がツライんです……」と訴えました。

「いまの会社に転職して二年半になります。

毎朝出社すると、机の上には昨日終わらなかった仕事が山積みになっています。メールチェックをひととおり済ませて仕事に取りかかりますが、朝からしょっちゅう『アレどうなった？』なんて話しかけられてはそのたびに集中が途切れます。そうこうしているうちに昼休み。午後、今日こそは終わらせるぞと勢いこんでいると、『これもお願い』ってまた新しい仕事が降ってきて……。『おさきー』という同僚の声に作り笑いをして、私は残業に突入です。

ほぼ毎日がこのくり返しで、机の上にはやりかけの書類がつねに散乱しています。そして、一日の終わりにいつも愕然とするんです。だって、その日やる予定だった仕事はひとつも片づいていないんですから……」

その人は一気に説明すると、テーブルの上に少しだけ視線を落としました。不甲斐ない毎日を思い出して、どうやら不愉快な気持ちがぶり返してきたようです。真剣なまなざしでさらにこう続けます。

「でも、隣の席の同僚は決してそうではないんです。毎日スイスイと仕事をこなして、ほとんど定時であがっています。しかも、上司への立ち回りもうまいし、クライアントからの信頼もすぐにとりつけてしまいます。ハキハキしていて仲間ともうまくコミュニケーションできてるし、本当に生き生きと仕事をしているようなんです……」

そこまで言ってしまうと言葉を飲みこみ、そして下唇を噛みしめました。

つまりこの人が抱えた悩みとは、

『仕事がうまくいかなくてツライ。隣の席の同僚みたいに、仕事ができる人になりたい』

ということのようです。

すっかりうちしおれた姿を見て「ああ、この人もか……」と僕は思いました。

なぜなら、仕事上のダメな自分を変える方法を知りたいという相談が、このところやけに続いていたからです。

*

僕は現在、京都や東京でカウンセリングや心理学のセミナーをおこなっています。

僕のもとには、日々さまざまな悩みを抱えた方が訪れます。そのひとつに、いま紹介したような「仕事ができるようになりたい」という悩みがあります。

では、そもそも仕事ができる人ってどんな人でしょうか——。


たとえば、仕事の知識も経験も豊富な人。そして、もともと持っている仕事能力（状況判断力や先読み力、集中力、行動力、コミュニケーション能力など）が高い人。

そんな「技量」と「能力」の持ち主が、実際に仕事をうまくまわすことができる「仕事ができる人」と、まずは言えそうです。


しかし、それだけがすべてではありません。

たしかに仕事には「技量」や「能力」も大事でしょう。

でも、実際に仕事をこなすには、仕事をうまく進められる**「性格」**がとても重要です。

たとえばそれは、

「いつでも前向きにがんばることができる」

「失敗をおそれない」

「迷いなく仕事をこなすことができる」
「いつまでも後悔しない」
「自分の仕事や人生に自信を持っている」

といった性格。

つまり、「うまい心の持ちかた」や「仕事向きの性格」を身につけているかどうかが、仕事のできるできないに大きな影響をおよぼしたり、ときには、仕事の質に決定的なちがいを生んだりもします。いや、むしろそれがあるからこそ、技術や能力がついてくると言ってもいいくらいなんです。

これ、本当に重要なのでもう一度言いますよ。
仕事のできるできないは、「技術」や「能力」だけの問題ではありません。
それよりもむしろ、その人の「性格」によるところが大きいんです。

……えっ？　仕事ができる・できないってことと「性格」って関係あるの？

そう感じた人、たぶんいますよね。

きっと「仕事＝技術や能力」という図式が頭の中にできあがっている人は、仕事さえできれば認めてもらえるのに、と無意識に反発を感じてしまうことでしょう。

でも、世の中には実際に、仕事でいい結果を導きやすい「得な性格」の持ち主っているんです。そんな人は、いつでもそつのない行動でうまく仕事をやりおおせてしまいます。

逆に、「損な性格」の持ち主はなにかと自分の性格に仕事をさまたげられます。ちょっとしたことにこだわってしまったり、小さなことに感情を動かされてモチベーションを下げたり、できないことに手をだして失敗したり、さらには余計な行動がミスにつながって会社にとっての損失を生んでしまったりもします。

つまり、仕事をするのに「得な性格」か「損な性格」か。

大きくこの二パターンに分かれるのです。

それぞれの性格は見てわかるものではありません。数値やグラフなどで比較できるものでもありません。しかしながらその「性格のちがい」は仕事の出来具合のすべてに影響を与えています。

＊

この本は、多くの人の中にある、そのような「仕事で損する性格」を変えたり、なくしたりすることがテーマです。

「一生懸命さが裏目に出てしまう性格」
「ミスが多い不注意な性格」
「ここいちばんに弱い臆病な性格」
「悲観的に考えがちな性格」
「認められたい性格」
「スピードについていけない性格」

「失敗を怖がる性格」
「コミュニケーションが苦手な性格」

……みなさんの中には、ひょっとしたらこんな「損な性格」があるかもしれません。
そういった性格を変えてしまうにはどうすればいいか？
そのためにはまず、原因をハッキリさせることです。
では、この「損な性格」の原因って何でしょうか？
それって実は、とっても簡単に説明することができるのです。

それは何かと言うと……、
あなたが仕事をするときに損なことばかりしてしまうのは、実は、「心に棲みついたオバケ」のせいなんです。
そして、そのオバケ退治をすれば「損な性格」はなくなってしまいます。

……あれ？

えっとー、みなさん。大丈夫ですか？　ちゃんとついてきてくれてますか？（笑）

いま、いきなり「心に棲みついたオバケ」と聞いて、拍子抜けした方もいるでしょう。

ほとんど半信半疑なあなたも、ちょっぴり心がザワザワしはじめたあなたも、**まずはいまの気持ちのままでいいですから、**この本を読み進めてみてください。

疑いの気持ちがあるなら疑ったままだってかまいません。おもしろくなければ途中でやめてもいいですし、このままこの本をブックオフに売りに行っても問題ありません。

でも、僕は断言します。

仕事ができない性格は変えることができます。

どんな人でも、心のオバケを退治して「損な性格」をなくすことができます。

どんなに仕事ができない人でも、オバケ退治の呪文（パスワード）さえ見つければ、仕事上の行動や結果をよりよいものにすることができます。


……と、かなりの勢いで言い切ってしまいました。

でも、いま、ちょっぴり首をかしげているあなただって大丈夫。

たぶんきっと、おそらく大丈夫だろうと思います（笑）。

ま、気楽に読んでください。

残業中に立ち寄ったデニーズで、今夜中に仕上げないといけない資料のことを頭のかたすみで気にかけながら、隣のテーブルのおもしろそうな雑談にちょっとだけ耳をかたむけているような、そんな気持ちで心への冒険の旅を楽しんでみてください。

二〇一一年四月

心屋仁之助

仕事が「ツライ」と思ったら読む本

もくじ

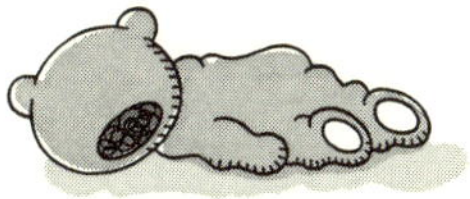

第2章　仕事のジャマをするヤツがいる!!

第3章　心がザワザワする「怖れ」の正体

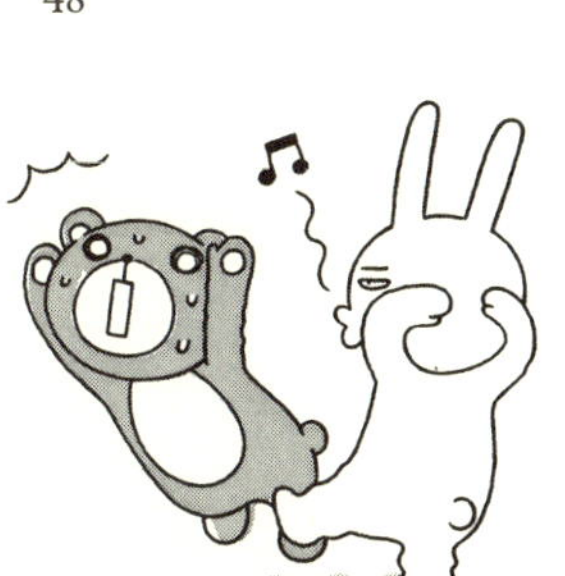

第4章　「ツライ」から抜け出す魔法のパスワード

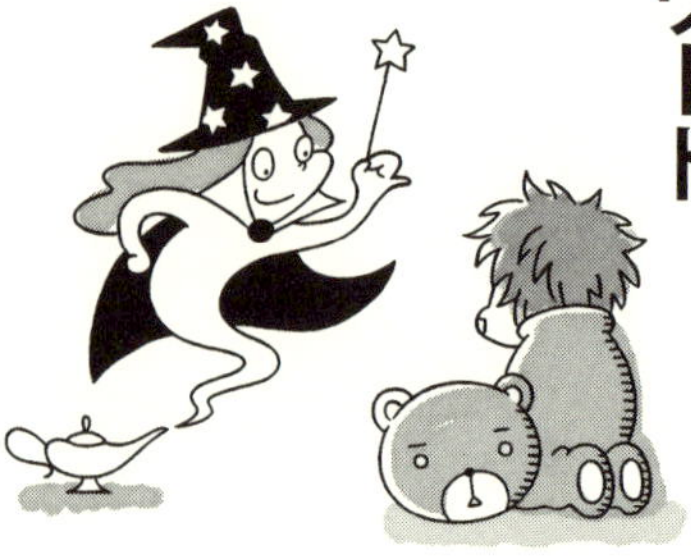

終章　仕事ができない自分、さようなら

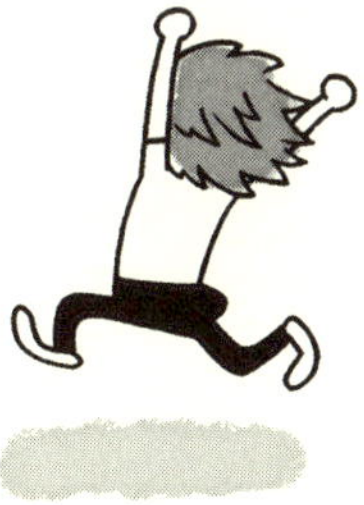

装丁　石間　淳
イラスト　高田真弓
本文ＤＴＰ　つむらともこ
校正　小倉優子
編集協力　富永幸二郎

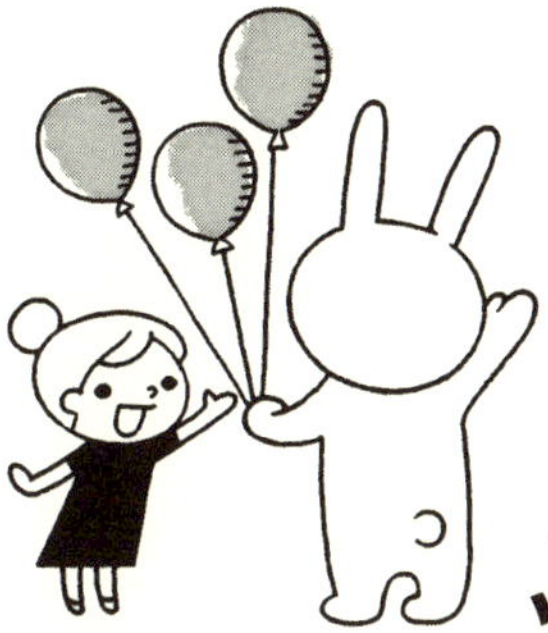

第1章 どうして仕事が「ツライ」んだろう？

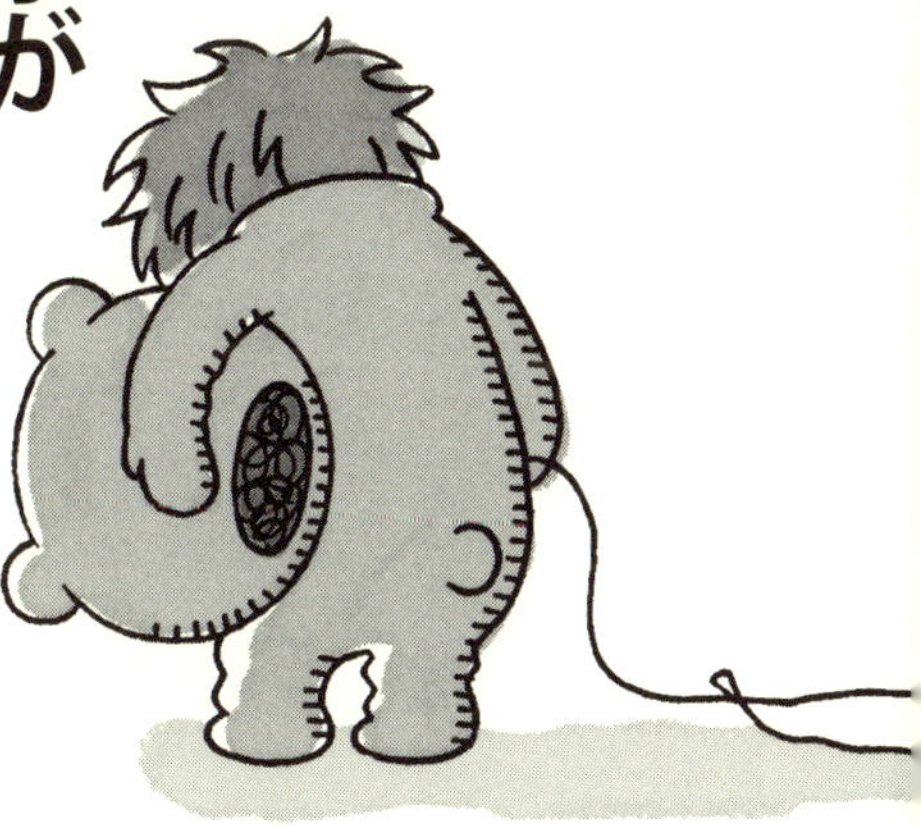

自分の仕事性格を知る方法

あなたはどんな性格ですか？

そう聞かれてスラスラと説明ができる人は、あまりいないんじゃないかと思います。

では、自分の性格を知るにはどうすればいいんでしょうか？

そのあたりから話を始めましょう。


おそらくあなたの会社・職場にはいつも多くの人が出入りしていることでしょう。

朝、出社して席につくまでにもいろいろな人とすれちがいます。

その中にはきっと苦手な人もいれば、別になんてことない人もいると思います。

そこには絶えずちっちゃなドラマが生まれます。

たとえば、エレベーターで苦手な主任とふたりきりになりそうになってあわててトイレに逃げこんだり。好意を持っている人に挨拶をされてその日一日気分がよかったり。

会社に行けばそれだけで誰にでも何かが起きるもの。そんな何かがあるたびに人の心は

「ザワッ」とします。

しかし、中にはそうじゃない対象もいます。

たとえば、警備員さん。

出社すると、「おはようございます」と、いつもにこやかに挨拶をしてくれます。

しかしそうやってすれちがっただけでおしまい。

警備員さんと挨拶をしあったことは、おそらくほとんどあなたの印象には残りません。

それどころか毎日顔を合わせているにもかかわらず、いまその顔を思い出そうとしてもぼんやりとしか思い出せないかもしれません。

ここにはドラマは生まれません。

なぜかというと、警備員さんに対してあなたの心がひっかからなかったからです。

ですから、心がざわつくこともありません。

このことは、駅の改札のところに立っている駅員さんとの関係で考えるとさらに顕著です。あなたは改札を通過するだけ。駅員さんは見ているだけ。おたがい目も合わせず、まるで風景のように通りすぎるだけです。

そこではあなたが「心を動かされる理由」になりそうなことがほとんど生じません。

そういった相手との場面には「性格」って出てこないものなんですね。
ここに、あなたの性格を知る大きなポイントがあります。
つまり、あなたの「性格」があらわれるのは、あなたの心が「ザワッ」と動くとき。
それも、「自分を守る」必要があるときにあらわれるのです。

「うまくいっていないこと」からわかるあなたの仕事性格

これだけではまだピンと来ないかもしれません。
もう少し具体的にあなたの性格を掘り下げてみましょう。

あなたはいま、仕事ができる性格になりたいと思っていますよね。
それではまず、自分の毎日の仕事ぶりをイメージしてみてください。
職場であなたがうまくいっていないことはなんですか?
イヤなシーンやイラッとくるシチュエーション、それから、思いどおりにいっていないことってどんなことでしょうか？

まずそのことをハッキリとさせましょう。

二五ページ以降に、僕のもとに持ち込まれてくる仕事上の悩みのいくつかを挙げてみました。その中で、あなたにとって当てはまるものがあったらチェックをしてください。もし、あなたの悩みが例の中になければ、書き足してください。

そしてここからが肝心です。

問題点をリストアップすること以上に大事なのは、それぞれのうまくいっていないことから自分自身がどう感じるかをきちんと整理しておくことです。

つまり、その問題について**あなたは〝どんな感じ〟がするか**をよく思い返してみてください。

この場合、主語はあなたです。**あなたが**そのことをどう感じるか。

そのことを考えたとき、自分自身の中にどんな感情がわき上がるのか？

自分の心をザワザワさせている正体は何か？

……という点を、ハッキリさせておきましょう。

そのとき、主語を他人にすると問題がわかりにくくなってしまいます。

つまり、誰かを責めたり非難したりするのではなく、

「自分が」

「どうイヤなのか」

をじっくりと振り返って、言葉にしてみてください。


それはたとえば、「あの人の言い方がイヤ」ではなく、「私が、責められているように感じる」といった具合いです。

同じように、

「私が、もっとしっかりしなくてはいけないと思う」

「私が、能力がないみたいでとても情けない」

「私が、むかついた気持ちになる」

「私が、人より劣っているようでヤバいなーと感じる」

と、主語をあなたにして言いかえてみてください。

チェックリスト【1】◆仕事上の立ち回り、ふるまい

（例）

☑ ミスが多い。☞ **私ってなんてダメなんだろう……**

☑ 成果をなかなかあげられない。☞ **私は怒られるのが怖い……**

そのときの私の思い

□ ミスが多い。☞

□ 成果をなかなかあげられない。☞

□ 上司に怒られてばかりいる。☞

□ 仕上がりがいつも雑になってしまう。☞

□ 仕事の段取りが悪くて仕事が遅い。☞

□ うまく意見を伝えることができない。☞

□ 部下に的確な指示を出せない。☞

□ 交渉が下手でいつも言いくるめられてしまう。☞

□ やることが多すぎると手をつけられない。☞
□ リーダーシップをうまくとることができない。☞
□ ☞
□ ☞
□ ☞

※あなたの悩みが右のリストにない場合は、新たに書き足してください。

チェックリスト【2】◆仕事上の気持ち、心の持ちよう

□ 集中できない。☞
□ 大事な場面で緊張してしまう。☞
□ モチベーションが最後まで保てない。☞
□ 人の成功がねたましい。☞

- □ 決断力が乏しい。
- □ 悪いほうにばかり考えてしまう。
- □ つい人の顔色をうかがってしまう。
- □ 小さなことをクヨクヨと気にしてしまう。
- □ 〆切を守れない。
- □ 月曜日がつらい。
- □ 冷静さをなくしてしまう。
- □ 何をやっても続かない。
- □ 責任感がわかない。
- □ 貧乏くじばかり引かされる。

※あなたの悩みが右のリストにない場合は、新たに書き足してください。

- □
- □
- □

ここまでに挙げた項目は〝仕事上の自分のこと〟でしたね。
次は〝仕事上の他人のこと〟です。
これもやはり、相手について何か非難したり問題点をあげるのではなく、〝自分のこと〟として感じてみます。もしそれがわかりづらかったら、最後に「〜と私が感じる」と言いあらわせそうな感情を思い出してみてください。

チェックリスト【3】◆仕事上の人との関わり

(例)

そのときの私の思い

- ☑ 同僚とソリが合わない。☞ **バカにされているように感じる**
- ☑ どうしても苦手な上司がいる。☞ **仕事を押しつけられてくやしく感じる**
- □ 同僚とソリが合わない。☞
- □ どうしても苦手な上司がいる。☞

- □ ちゃんと評価してもらえない。
- □ 強い相手に対して萎縮してしまう。
- □ コミュニケーションが苦手だ。
- □ 部下との関係がうまくいっていない。
- □ 飲みに誘われるのが苦痛だ。
- □ 他の社員の会話にとけ込めない。
- □ カゲでバカにされている気がする。
- □ ひどい侮辱を受けた。

※あなたの悩みが右のリストにない場合は、新たに書き足してください。

- □
- □
- □

いかがでしたか？

問題は、「自分が」どう感じるかです。

それをじっくり考えると、だんだんイヤーな気持ちになってきましたね。

しかも、わざわざ言葉にするとつらさが身に染みてきます。

いま確認した「自分の中で感じること」はできれば感じたくないことばかり。考えなくてもいいのなら、考えずに済ませたい。丸めてゴミ箱に捨てられるものなら、すぐにでもポイッと捨ててしまいたい。

でも、そんなことはもちろんできませんよね。

だからせめて、自分をぎりぎりのところで守らなくてはいけない。そのためにつくられたものが実は「あなたの仕事上の性格」なんです。

つまり、仕事上、うまくいかないことに対して「イヤーな感情」が起きると、それがスイッチとなって、あなたの「仕事性格」が表に出てきます。

それはたとえば、イラッとしたり。シュンと落ち込んだり。ビクッとして緊張してしまったり。

そうやって、「イヤーな感情」から逃れようとしたり、もしくは、「苦手な意識」を無理やり克服しようとしたりします。

それが実はあなたの「仕事性格」のあらわれなんです。

あなたの「イヤーな感情」とあなたの「仕事性格」はセットになっています。まずはそう覚えてください。

実はこれに、その人がもともと持っている「個性」というものが加わって、ひとりの人間は完成します。

「個性」は変えようがない〝食材〟のようなもの。

「性格」は本人次第でいろいろと工夫ができる〝味つけ〟のようなものです。

本書では、人間が生きていく上で変えることができる「性格」について掘り下げていきたいと思います。

「イヤな人、苦手な人」からわかるあなたの仕事性格

自分の「仕事性格」を見つけだす方法は他にもあります。

それは、まわりの人に対していだく感情から知る方法です。

あなたのまわりにはいろいろなタイプの人がいることでしょう。その中にはきっと、あまり好きではない人、苦手な人、もしくは特に理由はないけれどなんだか気にさわる人もいると思います。

その中で、もっともイヤーな人の「名前」を心の中で唱えてください。

早くも心が……ザワザワッと反応しましたね。実は、その心のザワザワが大きい人ほど、あなたの「仕事性格」を映す鏡だといえます。

次のページに、他人に対してよく挙げられる苦手ポイントを書き出しました。

あなたがもっとも苦手に感じる人はどんな特徴を持っていますか。この中から探してください。

差し支えがなければ、その下にその人の実名を書き込んでみてください。実名を書くと

とっても心が動くのでわかりやすいですよ。
でも、もし抵抗を感じるのであれば、イニシャルや自分だけがわかるニックネームでも
もちろんかまいません。

チェックリスト【４】◆仕事上のイヤな人

（名前）

- □ ウソをつく。人間的に信用できない。☞
- □ やる気がない。仕事をちゃんとしない。☞
- □ 責任感がない。すぐに人のせいにする。☞
- □ 下品、幼稚な言動をする。☞
- □ 礼儀を重んじない。マナーを守らない。☞
- □ いい子ぶる。☞
- □ 自慢ばかりする。☞
- □ 人を見る目がない。能力がない人を評価する。☞

- □ 感情的でいつもイライラしている。
- □ 悪口や陰口ばかり言う。
- □ すぐに弱音を吐く。頼りない。
- □ 自信過剰。
- □ わがまま。
- □ 気が利かない。
- □ 上から目線。
- □ 約束を守らない。
- □ 言っていることとやっていることがちがう。

※右のリストにない場合は、新たに書き足してください。

- □
- □
- □

さて、やってはいけないことを総称して、**タブー**（禁忌）と言います。

これは自分の中だけにある「法律」や「心のルール」に違反をしていることです。

心はとても敏感にタブーを察知します。

それを他人の中に見つけただけでも居心地が悪くなり、その人の姿を見たり、名前を思い出したりするだけで、不安を感じます。そして、その存在から遠ざかりたいと強く強く思うようになります。


たとえば、職場で怒鳴る人があなたの苦手な人だとしましょう。

この場合、あなたは「職場で怒鳴るなんてとんでもないことだ」と心の底で強く感じているのです。あなたはその人に直接怒鳴られたことはないかもしれません。それでもあなたの心は「怒鳴る」という行為そのものに、なんとも言えないイヤーな感じを受けているのです。


もしくは、やる気がなくていつもベランダでタバコばっかり吸っている人がいるとしましょう。

あなたがその人を不愉快に感じるのは、あなたにとっての大事なもの（あなたの法律）をないがしろにしているから。もしくは、「私もあの人同様にやる気がなくて情けない、迷惑をかけてキラワレている……」という強いコンプレックスのあらわれという場合もあります。

いずれにしてもその根源にあるのは「職場でモチベーションの低い姿を見せるのは恥だ（だから、私はそうしないようにがんばっているのに……）」というような価値観です。

そんな人を前にして、あなたの中には言いようのないモヤモヤがわき上がります。

あなたはそんな人たちと自然に距離をおくようになります。

タブーに近づくことをあなたの心がいやがるのです。

つまり、あなたがキラッている人ほど、あなたが「やってはいけない」と強く禁止しているものを見せてくれる人。

キライな人は、あなたの心の奥底にある性格をありありと映し出す鏡なんです。

「ツライ」を引き起こす「自己防衛プログラム」

人間の心は、自分で自分を傷つかないように守り続けています。

何らかの「イヤーな感覚」や「苦手な意識」。

やってはいけないという「心のルール」。

それらから遠ざかろうという意識がもとになって人間の性格はつくられていて、その性格があるがゆえに人間の行動は決まってきます。

そしてもちろん、あなたが仕事上で見せる性格「あなたの仕事性格」も、そのような守りの意識から生まれているのです。ここに、「ツライ」のひとつの要因があります。


そういった性格を作り出すものをひと言で言うと「過去の経験」です。

心理学的にさらに詳しく説明するならば、実はその根っこにあるのは「両親」であることが多いんですね。

自分の中にあきらめるクセがある。

自分を大きく見せるクセがある。

自分をキラうクセがある。

こういったことも、実は、子どもの頃に親との間にあったイヤなできごとに起因していることが多いんです。いや、ほとんどがそうだと言ってもいいでしょう。

「いくらがんばっても親にほめられなかった。ほめられることを期待していたのに、がんばりが足りないと言われた。だから、もうがんばってもムダだとあきらめてしまった」

「弱々しい自分を親に責められたことがある。だから自分を大きく見せようとした」

「親からの冷たい視線を感じたことがある。私はキラワレているんだ」

あなたが無意識にとってしまう行動は、ほとんどの場合、そういった両親との経験の中に源流があるのです。

しかし、親が良かったか悪かったかは、この本では考えません。

いま現実として、ここにあなたの性格がある。そしてその性格があなたの仕事上の行動に制限をかけてしまっている。

その制限からあなたを解放する・サポートをすることが、この本にできることです。

人間は、イヤだと感じたことを今後いっさい感じなくて済むように、それを「キラウプログラム」を自分の中につくってしまいます。

それはつまり、自分自身をそれに近づけさせまいとするバリアー。

もう二度と傷つかずに済むようにつくったラインともいえます。

これが一度できてしまうと、心はいつもそれを気にかけるようになります。


「ここから先へは行ってはいけない」

「もうこれをやってはいけない」

「近づいたり、考えたりすることもしてはいけない」


そして、心は自分に対し警戒命令を発しはじめます。

これは、危ないものに対する心のブレーキなのです。

しかし、ブレーキが効きすぎたり、かかりっぱなしになってしまうと、なかなか先に進めなくなってしまいます。やりたくても体が自由に動かず、気持ちも前向きになれません。

そこで人は悩むのです。

この効きすぎた自己防衛プログラムをなんというか。
これを**トラウマ**といいます。

第2章
仕事のジャマをするヤツがいる!!

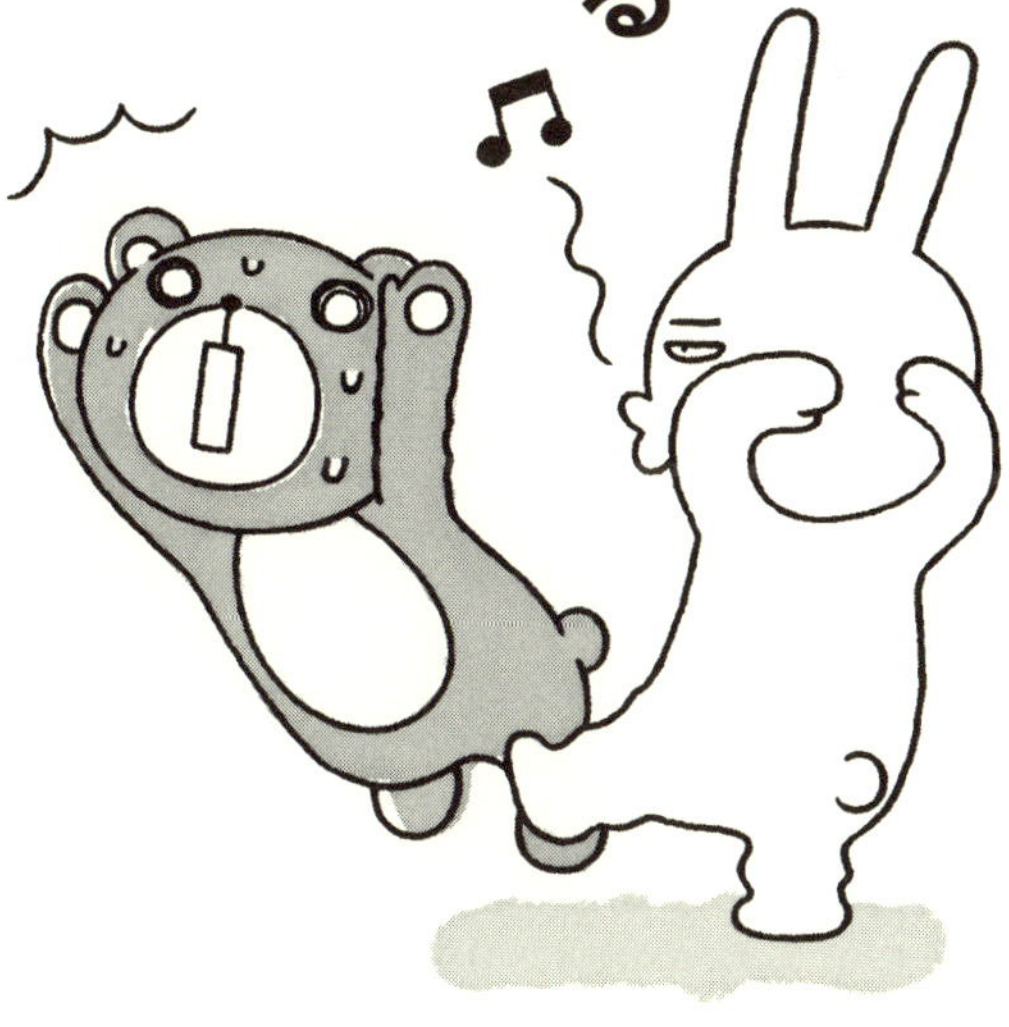

あなたを苦しめるものの正体とは？

仕事、能力、収入、人間関係、将来の夢……。

自分という人間は、自分をとりまくいろいろなものがあって、その性格や発言、行動ができあがっています。そして、人とのかかわり合いが強い場面、つまり職場や仕事先ほど、この「トラウマ」という自己防衛プログラムは効力を発揮します。

「この先はまずい」

「これを超えたら傷つけられる」

「この内側だったら大丈夫」

トラウマは壁になって、その中にあなたを閉じ込めます。そして、壁が心の中にあると、あなたは小さな範囲の中でしか行動することができなくなります。

さらに、その壁の内側からは、

「壁の外に出ちゃ危ないよ〜。こっちは大丈夫だよ〜」

という何者かの声が聞こえてきます。

あなたは元気よく前に進もうとしているのに、その心の中の何者かはあなたを行かせまいとします。たとえあなたにとって有利な状況であっても、その何者かはあなたのことを一歩たりとも進ませまいとします。そして、その心の中の何者かの力が強ければ強いほど、あなたは延々と「壁の内側」をグルグルと回り続けてしまうんです。

さて、ようやくここで出てきました。

あなたをジャマする心の中の何かが。

あなたの仕事上の行動を制限している諸悪の根元。

それが、あなたの心に棲みついてあなたに仕事をこなさせまいとする **「心のオバケ」** なのです。

心のオバケはあなたを二四時間監視しています。

そしてどんなときだろうと、決してゴーとは言ってくれません。しかも、心のあちこちに、電流がビリビリ流れた柵《さく》のようなものをつくって、

「行くな〜行くな〜、その先行くな〜」

と、あなたの行動のジャマばっかりするんです。

その上、あなたが万が一壁の外に出てしまった場合、オバケはすぐにあなたを引き戻しにかかります。遠くから、オバケの子守唄を歌いはじめ、

「そっちは怖いよ〜、やめておこう〜♪」

そんな歌声が聞こえだすと、あなたはそわそわとした気分にさせられて、そうだよね、いまはタイミングじゃないよね、まだ早いよね、と、ふらふら〜っと壁の内側に戻ってしまいます。そうなるともうその先はオバケのペース。あなたが壁の外のことを考えただけでも、

「ダメだよ〜、行くなよ〜、その先行くなよ〜、怖いよ〜」

と、あなたのことを壁の内側の奥へ奥へと引き戻そうとします。

世の中には、この心のオバケにとり憑かれた人が大勢います。いや、ほとんどの人が多かれ少なかれオバケを心に棲まわせています。

たとえば、職場でやる気のない人。どこにでもいると思いますが、実はこれも、オバケの呪縛から逃れられない人です。

もっと活躍したい。仕事をうまくこなしたい。

本当はそう思っていても、オバケはそうはさせてくれません。……「失敗」するかもしれない。……「失敗」して怒られるのが怖い。……だったらいっそのこと平穏な場所から一歩も動かないでじっとしていたい。と、オバケがその人の心を制限してしまうんです。

もしくは、コミュニケーションがうまくとれない人もそう。

この人には、以前イヤなことを言われた経験がある。雰囲気もイヤな人だから、あまり付き合いたくない。付き合ったらまた傷つけられるかもしれない。だから、コミュニケーションを避けてしまう。

逆に、仲良くしたい人がいる場合も同様に、こちらに思いがあるがゆえに「キラワレる」のが怖い。ないがしろにされたり、価値がない人だと判断されてしまうのが怖い。もしうまく付き合えてもいつか裏切られるのが怖い。

するとコミュニケーションがスムーズにいかない。

心のオバケたちは、自分が傷つくことを怖がってばかりいます。

本当のことをいうと、それはあなたの心を守ろうとしてくれているのですが、心のオバケは得てしてあなたを守りすぎてしまいます。

するとと必要以上の過保護になる。

守ろう守ろうとするあまりに自分の手足をしばって、あなたの行動の自由を制限してしまいます。そうなると結局、あなたは実力を発揮することができずに不本意な結果を招いてしまったりもするのです。

心のオバケは心配性でおせっかい

心のオバケは「仕事」に関することになるとフル稼働で活動を始めます。

「仕事の質や効率をあげよう」なんてことはいっさい考えてくれません。

仕事上の「いい結果を求める」ことよりも、むしろ仕事で「悪い結果を起こさない」「無難に」ということばかりに執着します。

たとえばこんな質問があったとします。

『今月から給料が一〇倍になるとしたら、あなたはどんな気分ですか？』

すると、頭では「嬉しい！」と考えつつも、何割かの人は、心の中のどこかが「ザワッ」とします。それは、

「その金額に見あった仕事が自分にはできるか？」

「人にねたまれたり、給料ドロボウ！とか言われないか？」

といった心配事を思い浮かべて、それらから自分を守りたいと無意識に感じてしまうからなのです。

見方を変えると、心のオバケほど心配性なものはありません。

あなたのことを心配するあまりに、「ビビリ信号」を絶えず投げかけてきます。

もちろんそれは、あなたを守ろうとするとても大切な心の働きでもあります。しかしその心の働きがあるばかりに、人間は無意識のうちに、「現状の自分」が自分にとって安全で安心な状態、という感覚を持ってしまいます。それを超えそうになると、心がビクッと反応して、「危ない！」と、いつもの場所にキューッとあなたを連れ戻そうとしてしまいます。

そして、ただの仮定の質問でさえも、ビクッとしたり、避けてしまったりする。

要するに、あなたはおせっかいなオバケによってがんじがらめにされてしまうのです。

ほら、セキュリティをいっぱい設定するとパソコンって重くなって動きが悪くなるでしょう。あれとまったく一緒のことなんです。

がんばろうとすればするほど、あなたの足をひっぱる

仕事での成果（いわゆるゴールや目標達成）が目前に迫っているとしましょう。

たとえば、年間の売り上げを大きく左右するようなプレゼンが通りそうなとき。

頭では、このままがんばって絶対に成功させるぞと考えているとします。しかしそんなとき、心のオバケはザワザワ騒ぎはじめます。

失敗して傷つくのは絶対にイヤなので、「おいおい、うまくいったら忙しくなるぞ」とか、「そんなことしたら責任が重くなるぞ、失敗したらえらいことになるぞ」と反応しだすんです。

すると結局、どこかでバランスを崩してしまう。

弱気が出てきてしまう。

せっかくいい感じでいきそうだった成果も、心のオバケが足をひっぱって、ときにはわ

ざとあなたにミスをさせて結局は成功を逃してしまう……と、いうようなことも起こります。

「……あー、いいところまで行ったのに！」

と、本人はくやしがっていますが、実は、成功しない方向にひっぱっていたのは自分自身の内側に原因があったんです。

かく言う僕だって、毎日それを感じながら生きています。

僕は、毎週のように全国のどこかでセミナーをやって、本なんかも何冊か書かせてもらっています。でも、そのセミナーをいきなり「じゃあ今度は東京ドームでやりましょう！」と言われたら、いやいやいやいやいや……と、困ってしまうでしょう（笑）。

本が一〇〇〇万部売れてしまって、テレビやマスコミでも大ブームになって、「おめでとう、あなたも超有名人ですよ！」なんてことになったら、心のオバケは大騒ぎ。

もしそんなことが本当に起きようものなら、マスコミの批評やネットに書かれた読者のコメントが気になって気になって、結局、僕もオバケもボロボロになってしまうことでしょう。

たとえばせっかくみんなが盛り上がっているのに、ひとりだけネガティブなこと言う人っていますよね。

「いや〜、ムリッすよ。やめときましょうよ」

みたいな。

心のオバケはまさしくそれ。まわりがどんなに盛り上がっていても、「そんなことよりとにかく傷つきたくない！」としか考えてないんです。もしくは、やらなくちゃ！って思っているのに、「でも、やったところでうまくいくかどうかわからないしな〜」と気持ちが重たくなることばかりをあなたに投げかけてくるんです。

がんばる気持ちに水を差すヤツ。

盛り上がった空気を台無しにするヤツ。

つまり心のオバケって、「おまえなー、ちょっとは空気読めよっ！」ってたまに突っ込みたくなるくらい、めちゃくちゃ「ＫＹ」なヤツなんです。

心に潜む「怖れ」

心理カウンセラーという仕事に就く前の僕も、実はこの心のオバケにはかなり振り回されたものです。

以前、僕はある大手物流会社の企画課長として働いていました。

その頃の僕は、職場でも私生活でも怒ってばかりいたんです。

毎日毎日イライラしっぱなし。しかも、「なんでこんなこともできないんだ！」とすべてを人のせいにしてしまっていました。

そんな僕に当時の妻はいつも萎縮していましたし、小学生だったふたりの息子の心にもきっと暗い影を落としてしまったことでしょう。

いま考えると、僕はただ、僕自身の劣等感から自分を必死に守っていただけだったんだと思います。僕のまわりにある悪い結果の多くは、劣等感が招いた結果だったのかもしれません。いまだからこそ、それはまちがいだったとわかります。でも、その当時は正しいと信じ込んでいたんです。

心のオバケの作用ってすごーく強力なんですね。

中へ中へ、守るほうへ守るほうへと引きずり込む、ものすごい力を心の内側から発生させています。

だから、ちょっと不安を感じただけでサササーッと身を隠す。たとえチャンスがあっても、ヒューッと心の奥のほうに戻っていく。これから向かうところがどんなに成功に満ちていて希望にあふれていたとしても、そこに一点でも不安材料があれば心のオバケはそれを許さない。

「そんなにうまくいくはずがない！」

「ろくなことにはならない！」

「面倒なことも同時に起きるぞ！」

人間の心はこういうことをくり返してしまいます。そして、そんなだからいつまでたってもうまくいかないんです。自分を守るだけの日々をくり返してしまっているんですね。

自分を守りたいと思ってしまう本当の原因とは？

それは**「怖れ」**です。

つまり、心のオバケとは、あなたの心に潜む「怖れ」なんです。

イヤな思いをしたくないという恐怖心が、実はその人の**「損な性格」**や**「悪い行動パターン」**をつくっているんです。

いつも同じところでつまずいてしまう理由

たくさん問題を抱えている人でも、根っこの原因は、実はたったひとつということがあります。

ここでもう一度、二五ページ、二六ページ、二八ページの仕事上うまくいっていないことのチェックリストを見てみてください。そして、三三ページの仕事でイヤな人のチェックリストもじっと眺めてください。

それらはすべて、あなたの心の中のオバケの目を通してリストアップされたものでもあります。

つまりそれはあなたの心を傷つけたり、あなたの心のルールに反すること。

「怖れ」が現実として立ちあらわれたことの数々なんです。

それがわかった上で眺めなおすと、これまで漠然と苦手意識を持っていた事柄に共通点が見えてくるかもしれません。

あなたがチェックした項目が、

「やることが多すぎると手をつけられない」

「モチベーションが最後まで保てない」

「月曜日がつらい」

「どうしても苦手な上司がいる」

この四つだとします。


これらはバラバラの要素のようにも見えますが、実は、「自分の力不足を露呈して信用を失うこと」に対する怖れだけから生まれているのかもしれません。

つまり、本当の問題は「信用を失うことへの怖れ」というたったひとつの問題であり、**それぞれのイヤな感情はひとつの怖れから生じたさまざまな反応でしかないのです。**

つまり、あなたが問題と感じている事柄のほとんどは、実は怖れに対する「ダミー」にすぎないんです。

心のオバケは、「この内側だったら大丈夫だからずっとこの中にいよう」という安全マニュアルをあなたの中に勝手につくります。するとあなたはいつも同じところで安全マニュアルにひっかかり、いつも同じポイントでつまずいてしまうようになります。だから、仕事においても、恋愛においても、いつも似たようなパターンで失敗する。

その原因をさぐると、実はたったひとつの「心のオバケの安全マニュアル」だったということが多々あるんですね。逆に言えば、それさえなければいつでもあなたは「損な性格」から逃れることができるわけです。

いかがですか？

心のオバケの安全マニュアル。

捨てる方法、知りたくありませんか？

しかし、そこでまた心がザワッとする人がいます。

「そりゃ知りたいけど、その怖れがなくなっちゃっても大丈夫なの？　怖れの中に飛び込んでいって傷だらけになんかなりたくないし……」

今度は、怖れをなくすことを怖れはじめます。

いくらあなたが頭で理解しても、心のオバケはそんなふうにどこまでもあなたを守ろうとしてきます。

でも、考えてみてください。

そうやって、この先一〇年も二〇年もあなたは心のオバケに守られたまま……言い方を変えれば支配されたまま、仕事を続けていきますか？

いつもいつも、なんかうまくいかない。不完全燃焼。やりとげられずに終わる。だから、自己嫌悪ばかりが残る。

そして、三カ月に一度くらいわき起こる、「このままどこか遠くに行ってしまいたいなあ……」という思いを抱えたまま、ずるずると仕事を続けますか？

そんな未来にゾッとして、仕事や自分の人生、何者にもおびやかされずに過ごしたいと思う人は、ぜひ次の章に進んでください。

もし安全マニュアルを「捨てる」のに抵抗があるなら、まずは「ゆるゆるに改訂」でもいいですよ。

あなたを一方的に守りすぎる心のオバケを心の中から追っ払って、生き生きとした自由な自分になるための呪文（パスワード）の見つけ方をいよいよ紹介いたします。

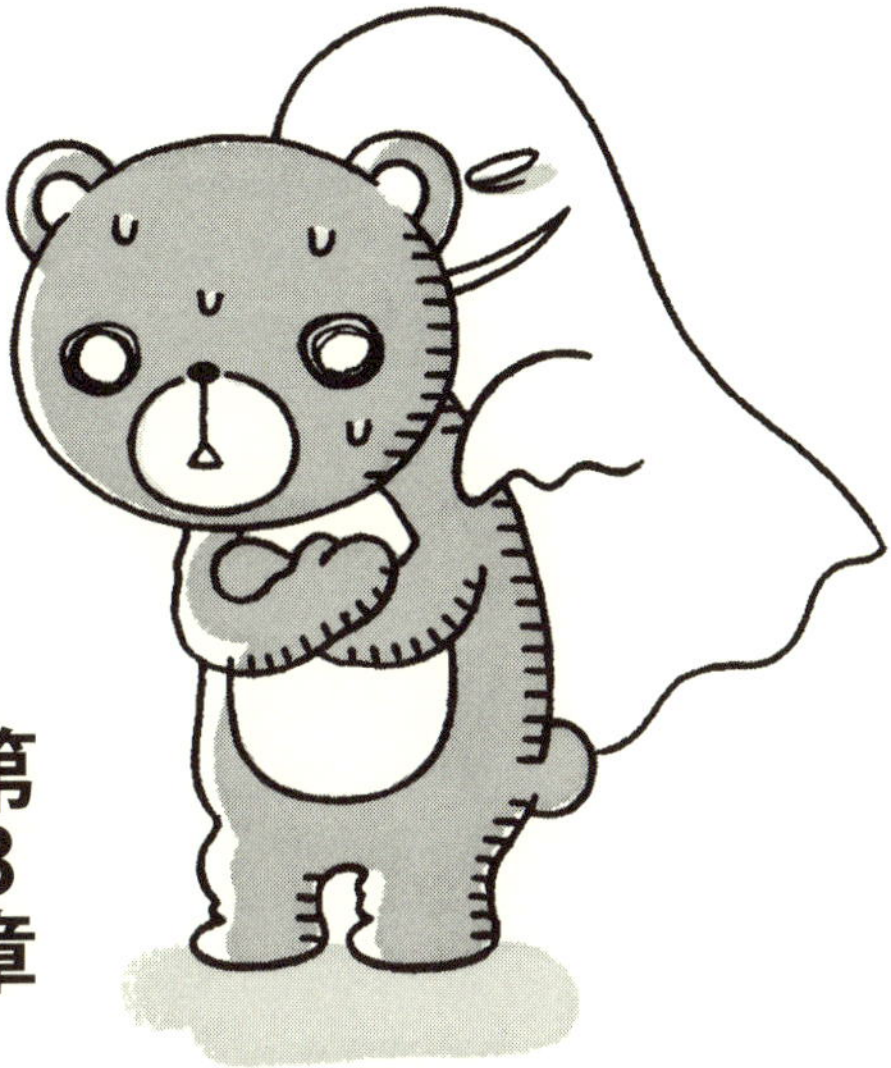

第3章 心がザワザワする「怖れ」の正体

パフォーマンスがあがらないのはなぜ？

ある製薬会社で、「ニキビの特効薬」を開発することに成功したそうです。

どんなニキビも三〇分以内で消えてなくなります。これは世紀の大発明かもしれません。

そして、あなたが勤務している広告代理店では、その大ヒットまちがいなしの商品の広告プロモーションを担当することになりました。

しかし、あなたは頭を抱えています。なぜならあなたは、そのプロジェクトの総責任者として会社から指名されてしまったからです。

こんなに大きな仕事を任せられるのは入社以来初めてのこと。プロジェクトの準備期間は一カ月。資料は机の上にどっさり積み上げられています。

だと言うのに、必要な作業はほとんど進んでいません。

手をつけようと思ってもなかなか考えがまとまらないのです。

あなたはこの大役を任されて以来、まるで仕事ができなくなってしまいました。

何かにつけて段取りが決まりません。時間ばかりが過ぎていきます。毎日こなしているルーチンの業務も滞りがちで、返信しなければならないメールもたまる一方。いつもイライラと不機嫌になり、同僚との何気ない会話さえなんだか気詰まりになってきました。

しかし、いつまでもそんなことは言っていられません。

なんといっても会社に大きな利益をもたらす重要なプロジェクトです。上司の期待がかかります。同僚からは羨望のまなざしを浴びます。そして恋心を寄せる女子社員も「がんばってね」と瞳をうるませて応援してくれています。あなたは意地でも結果を出さなくてはいけません。

しかしそれでもあなたは一向に仕事を進めることができません。

心は不安ばかりです。

これがうまくいけば、きっとあなたの昇進は約束されるでしょう。両親を安心させることもできます。しかし、このチャンスを逃したら最悪。もうこんなチャンスは一生ないかもしれません。クビになるかもしれない。もう終わりだ……。

つまり絶対に失敗はしてはいけない局面なのです。

いま、目の前にあるこの「ニキビの特効薬広告プロモーション」の成果いかんによって、あなたの人生が決まってしまうも同然なのですから……。

……と、いきなりこのような状況に追い込まれたとき、あなたならどうするでしょう？

状況はちがえど、もしかしたら時々あなたは、仕事に手がつかない自分を苦々しく感じ、「ガツンと行きゃあいいだけじゃないか！　まったく！」なんて威勢よく心の中でハッパをかけているかもしれません。

でも、実際に動きだそうとするとき、そんなに簡単に気持ちをふっ切ることができるでしょうか？　怖れや不安にまったくジャマされずにパフォーマンスを一〇〇％発揮することができますか？

「怖れ」の中身は三種類

いよいよ、心のオバケの呪縛から抜け出しましょう。

あなたに力を発揮させまいとする負の引力。

いくら耳をふさいでも聞こえ続けるオバケの誘い声。

そんな一方的で、不都合な影響を解除するための「パスワード」をあなたはいよいよ手にします。そのパスワードさえあれば、心のオバケはあなたの心から退散していきます。

もう、あなたはついつい自分を守ってしまう今までのあなたではなくなります。

でも、ひとつ問題があります。

それは、心のオバケは出ていったとしても、もともと感じているあなたの「怖れ」自体は残ってしまうということです。

実はその「怖れ」がある以上、心のオバケはゾンビのようにまたよみがえってきて、しつこくあなたのジャマをします。


では、いったいぜんたい「怖れ」とは何なんでしょうか？

それはあなたにとってなんとも説明しがたい、得体の知れない、正体不明のものです。

たとえば、中が見えない壺の中に手を入れなくてはならない試練を与えられた、と考えてみてください。

壺には、揺らすとチャプチャプと音がする、どす黒い液体のようなものが入っていることの他は何が入っているかまったくわかりません。

あなたは、手を差し入れることをためらっています。

でも、その壺の試練を超えた向こう側には輝く未来が見えているようです。

他の人は、まるで何も気にならないかのように次々と壺に手を突っ込み、どんどんその場を突破していきます。

でも、どうしてもあなたにはできません。

その正体がわからない壺の中身があなたにとっての「怖れ」です。

壺には、どうやら種類が三つあるようです。

それぞれの壺には「刷り込み」「怒り」「劣等感」とラベルが貼られています。

この壺のことを詳しく知ると、あなたはだんだん腹が立ってくるでしょう。なぜなら、あなたが突破できないで足踏みしている壺は、実は、二〇年以上も前の記憶や、さらにもっと以前の（要するにいまとはまったく無関係の）経験であることを、あなたは知るからです。

どういうことか、ひとつずつ説明しましょう。

刷り込み……こっそり持たされた他人の荷物

まずは「刷り込み」。
「するべき」（価値観、ルール）
「しなさい」（命令）
「するな」（禁止）
僕たちは生きていく上で、これらのものをもらっています。
それは主に親からです。
また、学校の先生、友だち、そしてテレビなどのメディアも、それらを僕たちに与えています。
困ったことにこの贈り物は、物心つく前からいつのまにかもらってしまっているのです。
つまり、問答無用にあなたの心に入り込んできて、自分がそれをいいとか悪いとか好きとかキライとか考えるまでもなく、持たされてしまっているものなのです。持っていることにすら気づかないまま、ずっと持ち続けているのです。

するとそれは意識の下に奥深く入り込み、いつのまにか「当たり前のこと」になってしまいます。これが刷り込みなんですね。


仕事上でも「当たり前のこと」ってとてもたくさんありますよね。たとえば……、
期限を守らなくてはいけません。

遅刻したらいけません。

後輩にはやさしくしなさい。

コミュニケーションを上手にとりなさい。

大人のふるまいをしないといけません。

こういう「当たり前」とされる考え方のすべてを、実は、僕たちは「他人」から受け取ってしまっています。「社会全体」ではなく、特定の人たちから、です。

つまり、その考え方は「世の中で普遍とされるルール」ではありません。

それを発信した人の「個人的な価値観」です。それって結局、「その人にとっての正しい」を教えられただけなんですね。

これを常識と呼ぶかというとちがいます。

それは、「その人の常識」でしかないのです。

期限も、遅刻も、人にやさしくすることも、コミュニケーションも、大人のふるまいも。もとはといえば、いつか誰かが言った言葉があなたの心に忍び込んで残ってしまっただけなんです。

あなたを怖れさせているもののひとつ目はこれです。
刷り込みとはつまり**「いつかどこかでくり返し聞いた誰かの価値観」**のことです。

怒り……自分さえ覚えていないあの日のこと

そのようにして勝手に刷り込まれた他人の常識は、あなたにとって余計な荷物となってしまいます。

たとえば小学校の遠足を思い出してください。

あなたのリュックには弁当がひとつ入っています。それは家を出るときにあなたのお母さんが持たせてくれた日の丸弁当です。卵焼きやソーセージが入った弁当があることを知らなかったあなたは、日の丸弁当を持たされてしまったら、もうそれを持って遠足に行くしかありません。

人間誰しも、そのような「避けようのなかった荷物」を持たされているのです。

それはその後ずっと影響を与え続けて、ときにはあなたの人生を限定し、新しい価値観を持つことを妨害してしまいます。

リュックに忍び込まされた日の丸弁当。これが前項で説明した「刷り込み」です。


そして、ふたつ目は「怒り」です。

山頂に到着して、弁当のフタを開けたとき、「アハハ！　こいつ日の丸弁当だ！」と、クラスメイトに笑われたとします。

するとその経験はあなたにとって「恥ずかしい経験」となり、「怒り」となります。

「ひどい目にあった。バカにされてしまった。遠足なんてもう行きたくない！　お母さんのせいだ！」

その怒りの気持ちは、それ以降の自分の行動を制限してしまいます。

たとえばその翌年に、また遠足に行く機会があったとします。そのときにはもう誰からもからかわれず、みんなとっても楽しく歩いていたとしても、ふと心は思い出すんです。

「……遠足が楽しいわけがない」と。

「怒り」は執念深く残ります。

しかも、怒りがあるのは意識の下のほうなので、その存在すらあなたにはわからないこともあります。すると、なんだかわけもなく気が乗らない。なぜかわからないけど気が滅入る。そんな気持ちになってしまいます。

遠足で苦い経験をしてしまったあなたがそのまま大きくなったとします。

そしてあるとき、仕事ができなくて上司に怒られた。同僚からの冷たいひと言や何気ない態度に傷つけられた。そんなことがあったとしましょう。

すると心は、「辱《はずかし》めを受けた」「私は認めてもらえなかった」と判断し、傷つきます。でも、実はこれって、あの「日の丸弁当」を思い出しているのです。

つまり、「いま何かを言われたから」傷ついたのではなく、言われたことで「古傷を思い出して」いるのです。

そうやって悲しみや怒りを何度も思い出すうちに傷口は凝り固まっていきます。そして心の傷を守ろうとしてかさぶたばかりができますが、その下の傷そのものはいつまでたっても治りません。

やがてあるとき、努力が実を結び、あなたは仕事で成果をあげられるようになりました。上司にはほめられ、同僚には感心されます。

でも、ざらっとした感触をどこかでありありと感じています。

怒りのかさぶたは残ったままなんです。

「いや、でも、次は失敗するんじゃないか……」

「また辱めを受けるんじゃないか……」

「あの人は認めてないな……」

「怒り」のもととなった「日の丸弁当」の決着がついていないままで、現実世界で仕事ができるようになったとしても、心は許してくれないんです。遠いあの日の「こいつ日の丸弁当だ」という言葉が、心を前に進ませないのです。

それが怒りなんです。

人間の心はとっても複雑です。切り傷などは時間がたてば治りますが、心の傷はその傷をきちんと治さない限り、かさぶたの下でいつまでも膿み続けてしまうのです。

これがあなたの心の自由を奪っているもののふたつ目。

怒りとは、**「はるか以前にとっくに済んだ」**ことです。

そして怒りにはもう一種類あります。

それは**「期待にこたえてもらえなかった」**という怒りです。

子どもは親が大好きです。なのに、お父さんやお母さんにやさしくしてもらえなかった。いつも怒っていて、ほめてくれなかった。知りたくない親のイヤな一面を見せられた。それらは「怒り」となって心に残ります。

それはつまり、期待への裏切りなのです。

大好きな親に「大切にしてほしい」という期待。同じだけ「愛していてほしい」という期待。それらがかなえられなかったとき、それは期待を裏切られた傷としていつまでも残ってしまいます。

「愛してほしい」「認めてほしい」という、当時かなえられなかった思い。

これもやはり「はるか以前のできごと」です。にもかかわらず、それを「怒り」として一生引きずってしまうのです。

たとえ一〇〇回のできごとのうち一回だけ認めてもらえなかっただけだとしても、それを「傷」として持つことだって、あるのです。

劣等感……別に誰も気にもとめていないこと

そしてみっつ目。

「劣等感」。

これは、自分と他人とを実際に比較したときに発生します。

身体機能、運動能力、学力。

「お兄ちゃんはできるのに、あなたはできない」

これも怖れの原因をつくるのに十分な条件です。

もう一度、遠足でたとえてみましょう。

あなたは、友だちと楽しくおしゃべりしながら歩いています。年に一度の遠足にあわせて新しい靴を履いてきた友だちも多い中、あなただけは履きなれた古いスニーカーを履いてきていました。

「あれ、遠足なのに、いつもと同じ靴なの？」

友だちからそんな言葉をかけられたとしましょう。

その子からすると、他意のない、何の悪気もないひと言です。

しかしあなたは、一気に遠足がつまらなくなってしまいます。浮かれた気持ちもなくなってしまいます。それはどうしてかと言うと、自分の靴が古い靴と言われただけで、

「……私は新しい靴を買ってもらえなかった」

「……買ってあげようと気をつけてもらえなかった」

「……だから自分は大切にされていないんだ」

「……それは私がかわいくないからだ」

と、心の深いところに傷をつくってしまったからなんです。やっぱりこれも親につながっているんですね。

でも本当は、遠足には履きなれた靴のほうがいいでしょう。新しい靴がナイキだろうとニューバランスだろうと、いつも履いていて足になじんでいるほうがいいに決まっています。それも親の愛情だったのかもしれません。

しかし心は、それが本質的にいいか悪いかは判断しません。

心はただ、できてしまった傷について反応します。

それはその人の心の中にいつまでも残ります。すると、「遠足」「古いこと」「靴」といったキーワードの壁を心の中に残すのです。

あなたから成功を奪っているもののみっつ目がこれです。

劣等感とはつまり、**「あなた以外は別に誰も気にしていない、本質的には何の関係も問題もない」**ことなのです……。

仕事を進ませまいとしていたもの

もう一度、ビジネスの場面に戻りましょう。

あなたがニキビ薬の一大プロジェクトを前にして、仕事ができなくなってしまったワケ。

それは「プレッシャー」というとわかりやすいかもしれませんが、もう少し踏み込んで言うと、それは「プレッシャーだと感じてしまったあなたの心」です。

大変な仕事を任された。

失敗することができない。

期日も守らなくてはいけない。

みんなの期待を裏切らずに仕事をこなさないといけない。

しかし、よく考えると失うものなんて何もないんです。降ってわいたようなチャンスを活かしたか活かさなかったかだけ。仮に活かせなかったとしても最初に戻るだけ。


なのに、どうしてそんなに気になるのか。

それは、「……失敗してはならぬ、成功させなくてはならぬ」とどこかからか声が聞こえてきて、心が勝手な反応をしてしまうからです。

でも、それもまた心のオバケが勝手に騒いでいるだけ。

つまり、「チャンスを逃してはいけない、期待にはこたえないといけない、失敗したら恥ずかしい、職場では必ず成功をおさめないといけない、という刷り込まれた価値観」や「自分の能力が認められないのは許せない、という怒り」や「自分にはまだ能力がないかもしれない、という劣等感」に対して、オバケが「ならぬ〜ならぬ〜」と大げさに反応しているだけのことなんです。

「全面撤退！」ののぼりを掲げ、あなたに対して一方的に「やめろやめろ、そんなことはもうやめておけ」と大合唱を始めるんです。

オバケは、あなたの仕事の出来や会社のことなんてちっとも考えていません。

ただ、「怖れに近づくのはイヤだ！　傷つくのはかすり傷だってゴメンだ」という理由で、あなたの活躍に完全停止命令を出してしまいます。

「痛い目にあうぞ！　やめとけ！」

「悲しいぞ！　やめとけ！」

「バカにされるぞ！　やめとけ！」

こうなってしまうと、あなたはオバケの呪縛からなかなか逃れることができなくなります。

しかし、オバケたちの原動力になっているものは仕事とはまったく無関係のもの。

それは、いま目の前にあるものとはまったく別物の、いつのまにか心に組み込まれた「かさぶたの下の傷」なんです。

それを持っているか持っていないか。

持たされたきっかけがあったかなかったか。

人の「できる・できない」をたどっていくと、実はそこに行き着きます。

仕事をうまくやる人は、無意味なプログラムを走らせることはありません。一方、どんな仕事をしても役に立たない損なことばかりしてしまう人は、仕事には関係のない心のオバケを大騒動させてしまっているんです。

もう一度まとめましょう。

心のオバケが怖がる、得体の知れない壺の中身はこの三種類です。

刷り込み。それはつまり「いつか誰かが言っていた価値観」のこと。

怒り。それはつまり「はるか以前にとっくに済んだうらみ」のこと。

劣等感。それはつまり「あなた以外は誰も気にしていない、本質的には無関係な」こと。

言ってしまってもいいですか？
あなたがいまから飛び越える、目の前の「怖れ」の正体は、実は「正体不明の壺」でもなければ、「治っていない傷」でもありません。「開かない扉」でもなければ「壁」でもないし、「オリ」でも「柵」でもないんです。

ハッキリ言いましょう。
それは、もうすでに存在しないもの。
はるか昔に、経験し終わったことなんです。
あなたは、存在しない過去と戦っていただけなんです。

第4章
「ツライ」から抜け出す魔法のパスワード

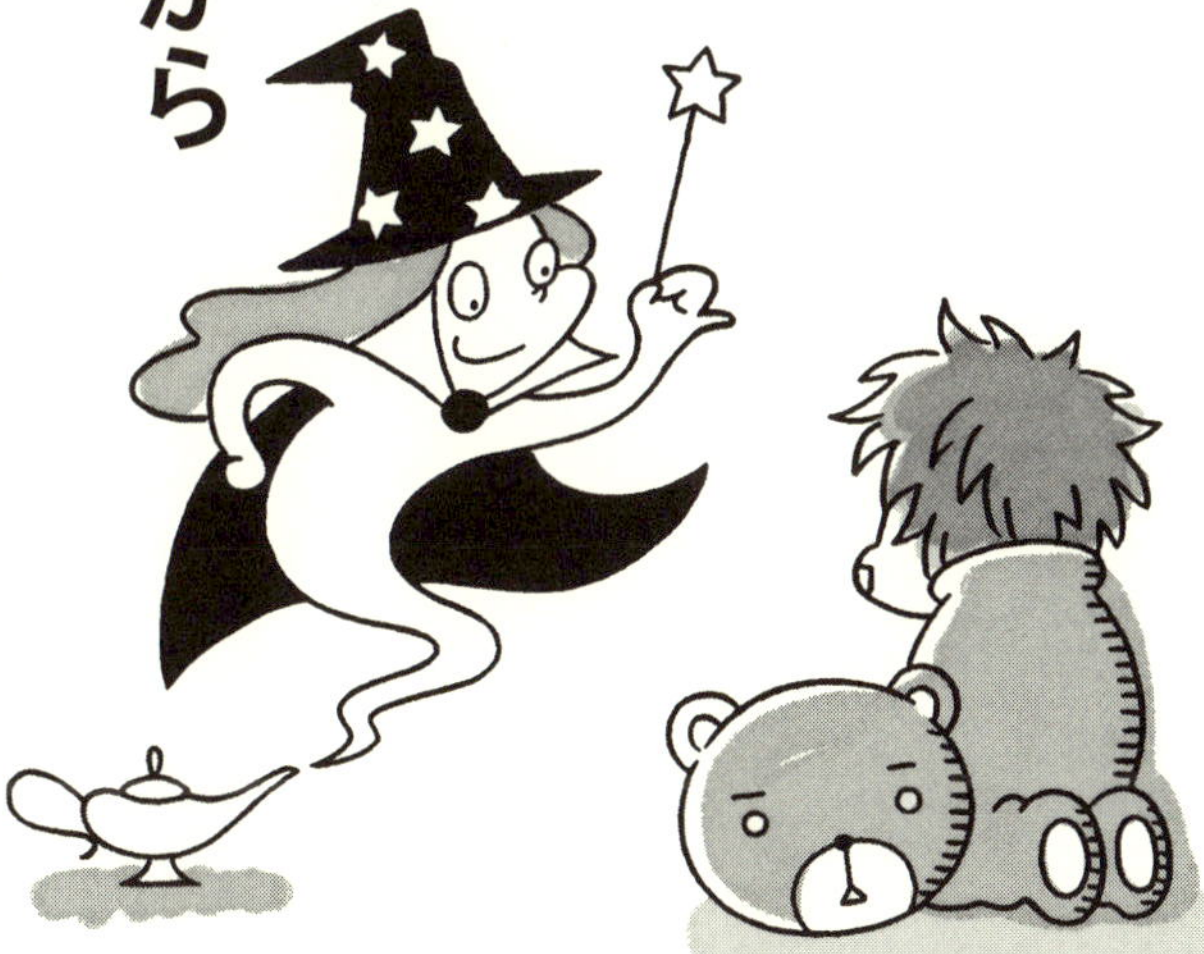

心のオバケから自由になるには

してはいけない。

したら危ない。

記憶の中の怖れが現在目の前にある何かに結びつくと、心のオバケは反応しはじめます。

あなたの心の中の「勝手に騒ぎ出す心のオバケたち」がいなくなれば、あなたはきっとオバケたちのペースに引きずり込まれずに、仕事の内容だけに集中することができます。

そうなれば、あなたは自分のパフォーマンスを一〇〇％発揮できるようになるでしょう。

そのためにはどうすればいいか。

実は、それはごく簡単に解決できるんです。

本当に、ひと言で済むようなことです。

どうするかというと、

「してはいけない」↓「してもいい」

「しなくてはいけない」↓「しなくてもいい」

と、変えてしまうだけ。

そうやって心の中にある無意味な「怖れ」を打ち消せばいいんです。

僕はいま、あまりにあっさりと答えを言ってしまいました。

でも、ものごとの答えっていつでもシンプルなものなんです。この「してもいい」「しなくてもいい」が、実は、心のオバケがいちばんキライなパスワードなのです。

では、あなたにとってのパスワードを完成させましょう。

方法はこれまた簡単です。あなたの中にある「してはいけない」「しなくてはいけない」を探して、「してもいい」「しなくてもいい」に変えるだけですから。

そして、あなたが「してはいけない」「しなくてはいけない」といつも思っていることは、チェックリストで探し済みですよね。

あなたが「イヤーな感情」を起こしてしまう状況には、あなたの心が勝手に感じる「してはいけない」「しなくてはいけない」が隠されています。なのでそれを、そのまま「してもいい」「しなくてもいい」に変えてしまえば、実はそれが、あなたにとっての心のオバケを追っ払う呪文（パスワード）となります。

例のニキビの特効薬の広告プロモーションで考えてみると……。

大役を任されたとき、あなたの心が「この仕事がうまくいかなかったらどうしよう」とイヤーな感情を起こしはじめたら、こう、自分の心に言い聞かせます。

「失敗してもいい。うまくいかなくてもいい。命が取られるわけじゃない。これがダメでもいいんだ」

「認められなくてもいい。がっかりされてもいい」

「うまくいかなくてもいい。迷惑かけてもいい。はずかしい目にあってもいい」

これらはすべて「してはいけない」「しなくてはいけない」を、「してもいい」「しなくてもいい」に置き換えた言葉です。まちがっても、「絶対にがんばんなきゃヤバイ！」なんて言わないことです。

ダメを許す

そして、いつも自分の心に耳を澄ませていてください。

「怖れ」警報を発していませんか。

心が疑いだしたり、心配しはじめたりしたら、ふっと息を吐いて、

「ダメでいい」

そう心に言い聞かせて、失敗を一度許してしまうんです。

口でも実際にそうつぶやいてください。

そうやって、「してはいけない・しなくてはいけない」という制限でがんじがらめになった自分の心をいったんゼロに戻します。いったんすべての結び目をほどいて、もとの一本のヒモの状態に戻します。

それが、許すということ。

心のオバケから、自由になるということ。

これからこの本でたびたび言うことになる**「許可」**ということです。

実はこの本の中で、あなたはすでにそれに近い体験しています。

それは八〜九ページです。

僕は「はじめに」の中で読者のみなさんにこう言い切りました。

「心のオバケを退治すれば『損な性格』はなくなります」

多くの人の心は、そんな、にわかに信じがたい、理解しがたい言葉を聞いてしまうと、ザワザワザワ……っと反応します。そこで僕は、

「でも、別に、疑ってもいいですよ」

「つまらなかったら最後まで読まなくてもいいですよ」

と、読者のみなさんの心に「許可」を投げかけていたんです。

僕がそこで逆に、「僕の言うことを必ず信じてください！　疑わずに最後まで読んでください！」と強気に言い放ってしまっていたら多くの人は心を閉ざしてしまったかもしれません。


心のためには、まず自分のハードルを下げることです。下げて、下げて、穴を掘るくら

いに下げちゃってください。なんなら「最低ライン以下でもいいじゃん」と、そこまで許し切ることです。

「そこまで許可しちゃっていいんですか？」

この話をするとよくそう聞かれます。もちろんいいんです。

誤解のないようにひとつだけ言っておくと、「私はダメでもいい。ミスしてもいい」というのは「無責任でいい」ということではありません。失敗しちゃっても知らねーよ、とあきらめたり、開き直るのともハッキリとちがいます。

問題は、心の過剰反応。

この一点です。

ここで言う許しとは、ある意味「おまじない」です。

「してはいけない」から生まれた「怖れ」のガビガビのかさぶたに、蒸しタオルをかぶせて、蒸らして、ほぐして、柔らかくします。

そう、あくまでもこれは、あなたの心をほぐすためのパスワード。

言葉どおりの意味ではない、まさに呪文のようなものだと思ってください。

……呪文だとしても、「失敗してもいい」なんて言うことはできません。そうすることに意味があるとも思えませんし、ましてそれで仕事ができるようになるなんてちょっと腑に落ちません。

もしそう感じる人がいたら、こう考えてみてください。

心の「折り目」を折り返す

たとえば、折り目のついた紙があるとします。まっすぐにしようとして手で押さえつけても、一度ついた折り目はなかなかとれません。手を離すと、すぐに今まで折られていた方向に戻ってきます。

そんなとき、みなさんならどうしますか。

おそらく逆側に一回、折り返すのではないでしょうか。

丸めたポスターも同じです。丸めて輪ゴムで止めたポスターを、久しぶりに押し入れから出してきて開くと、手で押さえていないとくるんと丸まろうとします。そんなときも、反対側に一回、丸めてみますよね。

許可を与えるというのは、「絶対に禁止だ！」という強い折り目を、一度だけ反対側にパキッと折ってあげるようなものです。

心は慣性で動いています。なので、一度や二度、そう心で許したとしても、現実に戻ると心はいつもの状態に戻ろうとします。慣性に従って走っている心がひとつの情報で急にクルッと向きを変えることはありません。

がむしゃらにひとつのことを思い込んで凝りかたまってしまっていた心をほぐして、一回ぐにゃぐにゃの状態にする。

それが、心への許可なんです。

仕事ができないというのは、モヤモヤした気持ちです。

「なんでうまくできねーのかなー」

「なーんか調子ワリーなー」

何が悪いのかわからない。どうすればいいのかも、もちろんわからない。

その状況をひと言で解説すると「怖れている」ということなんです。

「してはいけない・しなくてはいけない」という怖れ、「認められたい」という思い。そんなことがあなたの心の中に強い折り目をつくってしまって、その折り目があなたは気になって仕方がなくなっているんです。

その折り目をひとつずつ折り返す。

反対側にギュッといったん折り返す。まったいらな状態に戻してしまう。

それが許すこと、許可することなんです。

許可を出してもらえない心には、次第に悪いクセがついてしまいます。

それは、心についた「寝グセ」のようなもので、押さえても何をしても「ピョン」と顔を出して、勝手にそちらに向いてしまいます。

傷つきそうになるとピョン。何かあるたびにピョン。

一度ついた折り目はなかなか消えずに、いつも同じ場所で、同じ方向ばかりに曲がります。

あきらめグセ

「はあ……、どうせ私なんて」

自意識過剰グセ　「なんで私ばっかりひどい目に合うのよ！」
不平不満グセ　「ねえちょっと聞いてよ！」
自虐グセ　「きっと私が悪いのよね……」
怖がりグセ　「私を見捨てないで、いじめないで」
自己防衛グセ　「私は別にまちがってないわよ！」
ハリボテグセ　「私すごいのよ、私問題ないのよ！」
競争グセ　「私のほうがすごいんだから！」
攻撃グセ　「あの人はこんなことばっかりするのよ！」

このような「心のクセ」を持つことで、心はさまざまなことをごまかしています。なんとなくホッとさせることで、あなたを癒そうとします。
でも、それは、あなたの気持ちを丸め込もうとしているだけ。気になるところを見ないフリをしているだけなんです。

仕事ができない人が、できなくなるまでの心の状態は次のようになっています。

「私はミスをするかもしれない。ミスをしたら怒られる。怒られるのは怖い。だからミスをしてはいけない。仕事よりもミスのことが気になる。だから、仕事ができない」

この中でまちがっているところはどこでしょうか？　言いかえるなら、本来の仕事の内容や結果からそれてしまって、心の折り目に余計な圧力を加えてしまったのは、いったいどこでしょうか？

それは、

「怒られるのは怖い」

ここの部分です。

これを消すためには、

「いや、別にミスはしてもいいんだよ。怒られるのは怖くないよ」

と心に教えてあげて、安心を感じさせてあげることです。

「ミスしてもいい、ミスしてもいい、ミスしてもいい……」

そう言い聞かせ続けることが、心に対する鉄則なんです。

「私はミスしてもいい」の効き目

許可することの効き目は、実際に行動に移してみるとわかります。たとえば僕の場合だと、いつもこんな感じ。

「ま、一、二回のミスだったらしゃーない」

こんなことを自分に言い聞かせながら、僕はいつもセミナーの壇上に立っています。

これまでに書いてきたような長ーい説明もなく、ただこれだけを言ってしまうと、「おまえ、なに無責任なこと言っとんねん！」って怒られちゃいます。

でも、やっぱり、責任を感じすぎたら心がうまくいかない。

だから「まあ、いいや」くらいに考えたほうが結局うまくいくんです。

僕だって、最初からこうではありませんでした。

最初は責任を果たそうとして緊張しまくっていました。カッコイイことを言おうとして噛みまくるし、役に立つことを言おうと力が入るし、

「緊張してはいけない」

「噛んではいけない」

「いいこと言わないといけない」

そんなことばかりを考えていたんです。

つまり、「自分をよく見せたい、実際以上にいいものを表現したい」「そうでないと、ダメなヤツだと思われる」という気持ちが緊張をつくってしまい、自分のパフォーマンスを下げてしまっていたんです。

だから僕は人前に立ってしゃべるときにはこんなふうに考えるようにしました。

「私は汗をかいてもいい」

「私は噛んでもいい」

「まちがってもいい」

「声がふるえて気づかれてもいい」

「話がつまらなくてみんなが寝てもいい」

考えられるすべての失敗を「してもいい」と心に言い聞かせながら、実際に口の中でもぶつぶつとつぶやきます。

さらには、

「みんながイスを蹴って立ち上がって帰ってもいい」

「今日のセミナーが大失敗になって、クライアントの信頼をすべて失って、今後セミナーをやってもいっさい人が集まらなくなってもいい」

それくらい悲惨なことを前もって許可してしまう。全部「そうなってもいい」と許可してしまうんです。

そうすると怖いものがなくなって、ビクビクドキドキが薄れてきて、だんだんと心が自由になってきます。すると、緊張もなくなる。噛もうが、まちがおうが、聞いている人がつまらなさそうにしていようが、寝ていようが、気持ちがブレることなくスムーズに話し続けられるようになる。だってすでに「それでもいい」とすべてを許可したんですから。

そして気づけば、それまでうまくできなかったことがいつのまにかできるようになっていた。……というのが僕が実際に経験してきたことです。

「しちゃダメ」が「しなさい」になる不思議

怖れを意識することはあなたから心の自由を奪います。

あなたの仕事の能力や、未来への可能性も奪います。

しかし、もたらすものがひとつだけあります。

怖れへの意識がもたらす意外なもの。

それが「怖れていることとの現実化」だと言ったら、あなたはおどろくことでしょう。


たとえば、あなたをこんなふうに仮定します。

あなたはこれまで「ミスはしてはいけない」と思い続けてきました。しかし、ミスをどうしてもしてしまう。やっちゃいけないとわかっているのに、なぜか同じミスをくり返してしまう。

そんな自分を想像しながら、この質問に答えてください。

あなたは、自分がミスをしてしまうのは自分が不注意な性格だからだと思っていませんか。しかもミスしてしまうそんな自分に劣等感を感じていませんか。

それはまさしく最悪のパターン。

怖れは、怖れの対象をさらに呼び込む性質があるからです。


この状況は、ゴルフのシチュエーションでわかりやすく説明できます。

僕の趣味はたまにやるゴルフです。キャディさんとはいつもこんな会話をしています。

「キャディさん、このコースはどう打ったらいいですか？」

「そうですねえ。池には絶対に入れないでください」

そうすると、ボチャン。

まるで狙ったように、ボールは池に飛びこみます（あ、もちろんヘタクソなのもありますよ）。

「次のコースはどう打ったらいいですか？」

「バンカーにだけは気をつけてください」

そうすると、バンカーに一直線。

ホップもせずに、弾丸ライナーでバンカーに突き刺さります。

意識をすればするほど、心はあなたから**うまくいく自由**を奪います。失敗を怖れれば怖れるほど、心は怖れそのものに意識を向けます。精神を集中させてしまいます。すると、**実際に起こる結果もそれに近づいてしまいます。**

似たようなこんな話もあります。

アメリカの高速道路でのこと。ある町にとても事故の多いカーブがあり、どうにか事故を減らしたいと地元住民が集まって話し合いました。そして、道端に看板を立てたそうです。

「カーブ注意！」

そうしたらどうなったか。

今度はみんな「カーブ注意！」の看板を目がけるように突っ込んでいったそうです……。

誰でも知っている「鶴の恩返し」の話もそうです。

「ハタ織りしているところ、絶対に見ないでください」

そう言われると見ちゃうんです。だまっててくれれば見やしませんよ、人の部屋なんて。

でも、人は、見ちゃダメを見るんです。しちゃダメをするんです。

たとえばこんなメッセージがあったとします。

『この本の最後のページを絶対に見ないでください。
この本のキモをひと言で書いています。
それはこの本の残りを読まなくてもいいくらい簡単で効果的なひと言なので、
まだ絶対に見ないでください』

するとこの本を読みながら、あなたはずっと、

「……最後のページにはいったい何が書かれているんだろう？」

そればかり気になります。

そして、最後のページを除くすべてのページを読み終わったとき、もっともあなたの印象に残っていることは、

「……結局、最後のページにはいったい何が書いてあるんだろう？」

ということでしょう。

心は禁止されたことを意識します。ずっと見続けます。

すると、禁止行為を意識するあまりに、そのことばかりで頭がいっぱいになって、その結果、人はみずから、その禁止行為をやってしまうのです。

ではみなさん、絶対に最後のページは見ないでください！

絶対に見ちゃいけませんよ！（本当に見ないでね！）

「キラワレてもいい」は無敵のパスワード

その日、僕は渋谷駅の近くにいました。

駅前で見上げた狭い空は、夕暮れに染まりかけていました。空をぼんやり眺めながら、僕は、近くのスターバックスコーヒーに入りました。いつもの〝スターバックスラテ・トールサイズ・フォームなし〟を注文して席につき、資料を広げて、数時間後に始まる夜のセミナー内容についてあれこれと頭の整理をしはじめました。

しばらくしてふと気がつくと、テーブルの上の携帯が点滅しています。

それは京都からの電話でした。電話の主はAさん。仕事に悩む三〇代前半の女性です。

「もしもし、心屋先生ですか。私です。Aです。報告がありまして、お電話しました。実は、すごく言いにくいことなんですけど……私、とうとう会社を辞めることにしました！」

電話はそんな内容でした。

一分ほどの短い電話を切ったあと、僕は首をかしげました。

……いまの明るい人、本当にAさんだった？

着信履歴を確認すると、やっぱりAさんです。

「そうかー、これがAさんの本当の姿だったんだなあ……」

僕はそれまで、そんなに元気でハツラツとしたAさんを知らなかったのです。


働いている方には、こんな経験があるんじゃないでしょうか。

仕事について悩んでいた人があれこれやったけどなかなかうまくいかず、とうとう退職を決めてしまい、するとそう決断した途端に、人柄が見ちがえるように変わって、仕事のパフォーマンスまで1レベルあげてしまうようなことが……。

退職。

仕事で悩んでいる人にとって、ある意味、これほどの**解放**はないのかもしれません。

ミスをしてはいけない、絶対に失敗してはいけない。

ニキビ特効薬の広告プロモーションの仕事を進めあぐねていたあなたもそうでした。

実は、これらは心で「ミスをしてはいけない、失敗をしてはいけない」と意識してはいますが、実際のところは、

「キラワレたくない」

という思いがいちばん大きいのです。


もしもあなたの会社が、次のような人ばかりだったらあなたはどうしますか？

「社員全員が毎日ミスばかりをしていて、誰も悪びれず、謝りもしない」

「社員全員が仕事の期限を守らない」

「社員全員が来る日も来る日も不完全な仕事しかしない」

それでもあなたは「絶対にミスはしてはいけない！」って気合いを入れまくると思いますか？　少なくとも、肩に入ったムダな力は抜けていくと思います。

「ま、当たり障りなく、テキトーにやって早く帰ろ～♪」

こんな感じになりますよね？

遅刻に関する考え方もそうです。

社会人ならふつう、遅刻をしてはいけない、と考えます。しかし、あなたはすべてのアポイントに対して同じようには考えてはいないんじゃないでしょうか。

いつも時間に遅れる人が相手だったら、「あの人との約束だったら、まあこっちもちょっとくらい遅れてもいいかな」と気がゆるみます。逆に、一度遅刻してしまって場の空気をまずくした相手に対しては、「絶対に遅刻をしてはいけないぞ」と思います。

つまり、「遅刻」が問題じゃないんです。**「相手」が問題なんです。**

言いかえるなら、「仕事の責任」の重さの問題じゃないんです。やっぱりそれも「相手」からの視線の重さなんです。

いや、私は遅刻がそもそもキライだからしたくないんです、というときも、その「そもそも」は「相手」との間で生まれたものかもしれませんよね。

損な性格の人は、「仕事の内容」よりも、「相手の感情」に沿って行動を決めているんです。

そして、その**「相手の感情」に反応する自分の気持ち**が問題なのです。

結局、損な性格の人はつねに「キラワレたくない」とばかり考えています。

そればっかりだって言ってもいいでしょう。

ミスをしたくない。やる気がわかない。イライラしてしまう。ニキビ薬のプロモーションがうまくできるかどうか。講演で失敗したくない。これらはすべて「キラワレたくない」から生まれている感情なのです。

退職する人がパフォーマンスをあげるのも、まさしくそのあらわれ。

それはもう「キラワレたくない」の呪縛がなくなっているんです。極端なことを言ってしまうと、退職してしまえば、そこにいる人たちは自分とは関係がなくなるわけですから。

仕事がうまくできない人の多くが強く影響を受けてしまっているのは、実はこの感情。

「ダメなヤツだと思われたくない」

「見捨てられたくない」

「キラワレたくない」

そして、「キラワレたくない」というのは、「好かれたい」「愛されたい」「認められたい」ということなのです。

そのような感情が、仕事で悩む人の心の底ではいつも渦巻いています。

そうすると、その方向への意識が強くなりすぎて、ミスを必要以上に怖れたり、不安を感じてイライラしたり、意識しすぎてしまって人から違和感を持たれたりしてしまいます。

一方、仕事ができる人は、**キラワレることや認められることをあまり気にしていません。**

どちらかというと**自分のことばっかり考えている**のです。

目の前の仕事の仕上がり具合や、それを仕上げるまでの効率。誰がどう思うとか、結果が何につながるとかではなく、「いいものを作ろう」「楽しいことをしよう」「あの人を喜ばせよう」と考えて、評価とは別だと切り離して考えています。

だから**「してはいけない」ことを最初からあまり持っていない**んです。

「してはいけない」を「してもいい」に変えれば、心の呪縛は薄れて、心の制限もなくなって、あなたは生き生きと力を発揮しはじめられるでしょう。

それはつまり、

「私はキラワレてもいい、好かれようとしなくてもいい」

ってことなんですね。

それさえわかってしまえば、あとは仕事でできるベストのことをやるだけ。自分にできることをまじめに実直に無理なくやること以外、あなたにやるべきことなんてないんです。

上司が怒ったり注意したりするのは、それが仕事だからです。

あなたが仕事で失敗するのは、言ってみれば給料のうちです。

なぜなら、それは成功するために必要な経験だからです。

そして何よりも、あなたは「キラワレたくない」と思わなくても、実は最初っからキラワレてなんかいないんです。好かれようとする必要もない。だってもう好かれているから。

実はこれが真実。

にわかには信じられないでしょう?

でも、それが真実なんです。

「夏休みの宿題」が呼んだ小さな怖れ

ある有名な小説家の自伝的小説の中に、こんなエピソードがありました。戦争前の話です。

その小説家のお母さんは、かわいい息子が幸せな生涯を送れるよう願うあまりに、絶対にこの子を東大に入れなくてはいけないと思い込んでいました。

そしてあるとき、息子を名門小学校に転入させることを思いつきました。そうすれば府立（当時の東京はまだ府制でした）の中学校にあげることができ、ゆくゆくは東大に入れると信じ込んだからです。

それからお母さんは苦心惨憺《さんたん》、東奔西走した挙げ句、ようやく念願の小学校に息子をねじ込むことに成功しました。これでもう息子の人生は安泰だと胸をなでおろしていた、そんな夏休みのことです……。

その小説家は当時まだ小学五年生。

夏休みはあっという間に過ぎてしまい、残り八日となっていました。

しかし、前の学校では宿題なんて一度も出なかったこともあって、夏休みの宿題には一ページも手がつけられていません。

新学期が始まると先生に立たされるかもしれない。クラスメイトにもバカにされるかもしれない。しかし、何よりも気がかりなのは母親のことです。もしそれを母親に知られて、叱られたり悲しまれたりするのがいちばん厄介です。かと言って、今さら宿題をやり始めたら宿題があるのが母親にバレてしまいます。いろいろな怖れを思うと、彼はカバンの中にしまい込んだ宿題ノートにたったの一行も書き込むことができませんでした。

そしてとうとう八月三一日。

ひょんな会話から宿題のことがバレてしまったのです。

たくさん出されている宿題のどのページも白紙だということ知った母親は、そのまま息子も叱りつけることもなく、ぽろぽろと涙をこぼしはじめ、

「あなたも死になさい。母さんも死ぬから」

そう息子に言い、ガス管を持ってきなさいと命じました。

数日間の悩みから解放されるならそれもいいかと思い、息子はその言葉に従おうと立ち上がりましたが、母親に腕をつかまれて、その場にグイと座らされました。それからふた

りは宿題のノートを必死になって埋め始めたのです。

答えが合っているかどうか。

先生が気に入るような内容かどうか。

そんなことはいっさい気にしません。

目標はただひとつ。夏休みの宿題をとにかく仕上げて持っていくこと。

怖れも何もかもふっ飛んで、母子は宿題にかじりつきました。次第に襲ってくる睡魔にも耐え、意識が朦朧《もうろう》としてきてもとにかくノートを埋め続けました。

やがて翌朝。

その新学期を迎える朝に、すべての宿題を終えたのです。

すべては小さな怖れが発端でした。

怖れが怖れを呼び、ごまかしを重ねるだけ重ね、最後には最悪の事態となってしまったのです。

追いつめられた母親は「東大に入れなくなること」よりも怖い選択をします。しかし、そのことでこの親子は救われます。「もう死んじゃおう」そう思って、その一歩手前まで来たとき、ふたりがそれぞれに持っていた「宿題を忘れてはいけない」「東大に行かなくてはいけない」という怖れの壁をなくすことができたのです。

宿題を忘れてはいけない。

東大に行かなくてはいけない。

もちろんそこで本当に死んでしまったら意味がありません。しかし、一回死んだと思うことは、すべての心のブレーキを解除してくれます。がんじがらめだった心が許しを得て、まっさらな状態から再スタートします。

「もうなんにも怖くない。だって自分は一度死んだから」

ある意味、これ以上の「許可」はないかもしれません。

(でもここで「宿題をしなくてもいい」「怒られて立たされてもいい」って言えていたら、もっと自由だったのですが……それは追求しないようにしましょう)

怖れから生まれる負のスパイラル

この話は、安岡章太郎さんの「宿題」という短編に含まれている一節です。

弘前の小学校から東京の青山の小学校に入れられた「僕」という少年の心の動きは、まさしく現代人が心のオバケに追いつめられていく状況と似ています。

怖れは、ごまかせばごまかすほど大きくなります。

いくつかの小さなことをすべて許してしまうことは、あなたを大きく飛躍させ、壁を突破するきっかけをつくります。

自分に不足しているところ。欠けているところ。

自分の中にそういったものを見つけると、心はそこを埋めようとします。でも、そう簡単には埋まりませんから、心はとにかく「欠けていないフリ」をあなたにさせはじめます。

宿題なんてありません。あったとしてもきちんとやっています。職場で言うなら、私はミスなんてしません。仕事もかなりできます。人間的にもほがらかでやさしい人間です。

そんなフリをするんです。

でも、本当にできる人はできるフリなんてしません。よく考えてみてください。実際にやさしい人は、わざわざやさしいフリをしようなんて思う必要がありませんよね。

しかしそうでない人は、あっちを隠して、こっちをごまかす。

さらには、こちらでフリをして、あちらで自分を演じる。

するとその演じるべき自分の輪郭に沿って、グルグルと「負のスパイラル」が始まります。出口なんてどこにもありません。自分の怖れを露呈させまいと、だましたり、ごまかすことをくり返し、どんどんその壁は内側に厚くなって狭まっていきます。自分の制限がどんどん厳しくなります。それでもやり続けないといけない。延々と続いて、輪の半径だけが小さくなっていく。ごまかし続けると、やらなくてはならないことがどんどん雪だるま式に増えていってしまいます。

それは体力の消耗を引き起こすだけの無意味な戦いです。

この負のスパイラル。

自分の能力ではごまかせなくなってくると、自分以外の力にも頼るようになります。

たとえば、ぽっかり空いた心の穴を「ブランドのバッグ」で埋めようとしたり。「不倫」をして埋めようとしたり。もしくは、他人の評価で埋めようとしたり、自慢したり、他人をバカにすることで埋めようとしたりもします。つまり、自分の中で足りないと思っていることを外から持ってきて埋めようとするんです。

「あなたのおかげで助かったわ」

誰かにそうねぎらわれたり認められたりすることで、「ああ、やっと埋まった……」って気になるんですね。

しかしここからが地獄の始まり。いったん埋まったらなにが始まるか。「もう、これを失ってはいけない……」という恐怖に包まれるんです。

つまり、欠けている、劣っているという「怖さ」からスタートした行動は、結局もう一度、埋めたものをなくしてはいけないという「怖さ」になって返ってくるんです。

これが怖れの本当に怖いところ。

ごまかした怖れはいつまでも意識から離れません。強く隠せば隠すほど、心の中で占める割合が増えていき、結局はその怖れは現実化します。これは前章の「ゴルフの池ポチャ」のところでも説明をしたとおりです。

ごまかしてうまくいくこともちろんあります。

うまくごまかせてほめられた。しかも会社の業績にもなった。役に立った。でも、そんな人ほど長い目で見るとかなり危ないんです。

失うのが怖いからまたがんばる。

やがて、**がんばるのをやめられなくなるんです。**

すると、ずーっと走らなくてはならない。ずーっとがんばらなくてはならない。ずーっと休んではならない。ずーっと人の役に立たないといけない。ずーっと隠しとおさないといけない。

そうすると外でガマンしているから、家族には自分の我をふりまいてしまったりするようになります。または、埋まらないことが不安でしかたないから、それを埋めようとして浮気をしたり、ギャンブルに手を出したり、家庭内暴力に走ったりします。

最後には燃え尽きてしまいます。

ムリが出てあえなく自滅です。

これだともう途中からは、自分のやりたいことをやっているんじゃなくなっています。

不安なことを埋めることに全エネルギーを集中してしまって、自分がしたかったことが何だったのかすらわからなくなってしまっています。

このすべてのスタートはなんだったか。

それは「キラワレる、見捨てられる」という怖れだったんです。

「怖れのスパイラル」からスッポーンと抜ける瞬間

仕事がなんだかうまくいかないなあ……。

日頃からそんなふうに思っている人は、きっと心の中で、前項のようなことが起こっています。僕のセッションルームを訪れる、仕事に悩む多くのみなさんが多かれ少なかれ持っている、悪い心の流れのベースになっているものは、このような「怖れ」のスパイラルなんです。

この「怖れ」のスパイラルにはまらないためにはどうすればいいか。

それは、早めに「してもいい」と言いかえてみることなんです。

「でも、やっぱり、ミスしてもいいとか、失敗してもいいなんてありえないよ！」

そう思うかもしれません。

しかし、「してもいい」と口に出して言ってみるだけでいいんです。現実問題と心の問題は完全にリンクしているわけではありませんから、そんなことを心に描くだけでいいんです。心で三回許すだけで結果は変わります。

そういった詳しいワークについては次の章でじっくり説明いたしましょう。


心の中のオバケの声は、外から誰かがフタをすることはできません。

中には、「いまはまだ心のオバケに守られたい……」っていう人もいるでしょう。それに、「怖れ」のスパイラルが高速回転中の場合、ムリして抜け出てもかえって心が大ケガしかねません。

なので、僕は相談を受けたとき、

「大丈夫、きっと成功しますから」

とは必ずしも言いません。

逆に、

「大丈夫、きっと失敗するから」

そうアドバイスすることがあります。

つまり、「成功もいいし、失敗もいい。どっちもあるし、どっちでもいい」というような言葉をかけてあげて、あとはそばでじっと待っています。

そうしているうちに、自然とそのグルングルンという高速スパイラルの出口とそこから抜け出たい気持ちのタイミングがピッタリ合って、

スッポーン！

って、一気に抜け出られたりします。

ただし、その結果がいつ出るかは、僕にも正直わかりません。

人にもよるし、その悩みにもよります。

しかし、あきらめちゃったらいまのまま。いつか始めないことには「してはいけない」と「してもいい」の差は開いていく一方です。

だったら今日から何かを始めたほうがいい。今日から何かをやめてもいいですよ。

今日始めてしまえば、明日は今日ほど悪くはなりませんから。

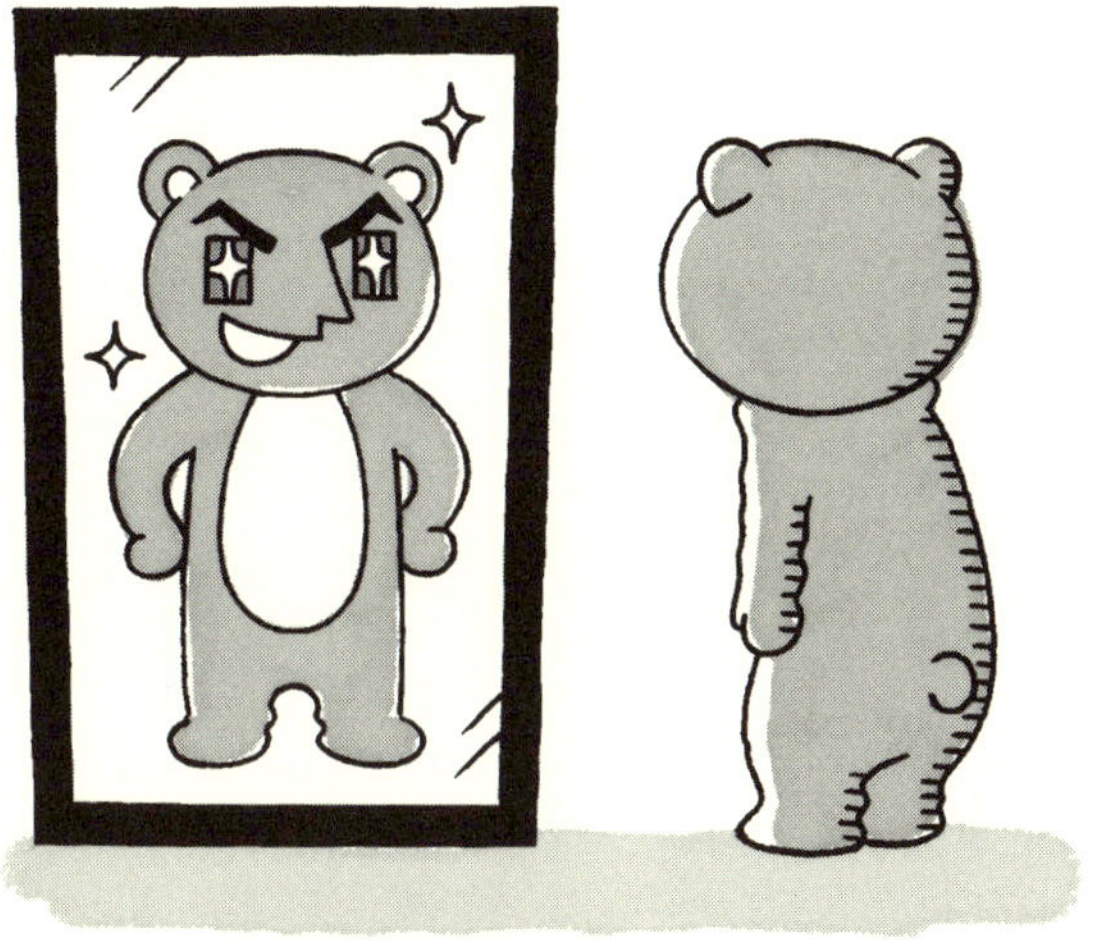

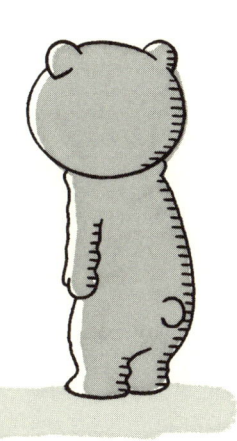

第5章 できる自分になるための三日間のセッション

「仕事ができるようになりたいんです」

ある日、僕のセッションルームにひとりの女性があらわれました。

年齢は三二～三四歳くらいでしょうか。

どこか悲しそうな表情をしていて、なんだか少し疲れてもいるようです。うっすらとした緊張感をたたえた彼女は、僕にこう訴えました。

「仕事がツライんです。隣の席の人のように、毎日スイスイと仕事をこなせる人になりたいんです……」

記憶力がいい方は思い出されたかもしれません。

そう、この本のいちばんはじめに紹介した女性です。


この章では、この女性とのセッションの様子をじっくりとご紹介しようと思います。

この女性はみなさんと同じく「仕事ができない性格」に悩んでいます。

彼女は、三日間のセッションを通して、自分の心の中に棲んでいるオバケに気づき、それを退治していく術《すべ》を徐々に身につけていきます。

彼女が経験していくのは、一項目につきひとつずつの課題。

みなさんも頭の整理をしながら、自分自身のセッションのつもりで読み進めてみてください。

（ちなみにこの章の内容は、ある女性とのやりとりをもとに再構成した内容となっています。なのでこの女性はまるきり実在の人物というわけではありませんし、僕も実際より軽めにしてあります（笑）。ごめんなさい。あしからず）

一日目「最初は半信半疑でもいい」

僕のセッションルームは心のうちを話してほぐす場所です。

毎日、本当に困っている人がたくさんいらっしゃいます。

その女性も「ありったけの勇気をふりしぼって、決死の覚悟で来ました……」という雰囲気を全身からただよわせてやってきました。

緊張のせいか、くりんとした大きな黒い瞳は少しだけうるんでいます。

なんだか何かにおびえている子鹿のようにも見えました。

「……白衣とか着てると思いました?」

僕がそう言うと、彼女は返事に困った顔をして目をそらしました。

てろんとしたシャツ姿の僕は、なるべくなごやかにこう続けます。

「いやいや、ハハハ、いいんですよ。でも、やっぱり白衣とか着てると思いました? ドラマの精神科医みたいに」

「はあ……」

いまにも消え入りそうなか細い声。

「すみませんね、僕、大体いっつもこんな感じなんですよ。……この人、白衣じゃないけど大丈夫かな～とか感じました？」

「……いや、あの、別にそこまでは」

「ハハハ……まあ、おかけください。じゃあ、始めましょう。あけみちゃーん、お茶ふたつね～！」

① 自分の中の「してはいけない」を探す

「なるほど……」

私は、ひととおり彼女の話を聞き、そう答えました。

その内容はこの本の冒頭におおよそ書いたとおりです。

私はさっそく本題へと入ることにしました。

「よくお話はわかりました。じゃあこれから、あなたにとって本当はどんなことが問題なのかを少しずつ調べていきますね。ではまず……この紙を見てください」

差し出した用紙は、この本の二五ページと同じ内容のものです。

彼女は用紙を受け取ると、こわばった表情で内容を注意深くたしかめています。

「あなたにとって当てはまるものをチェックしてみてください。書き足したり、言葉を書き替えたりしてもいいですよ。では、どうぞ」

そして僕は、アシスタントのあけみちゃんが持ってきてくれたお茶をひと口、ずずっとすすりました。

仕事上の立ち回り、ふるまい

- ✔ ミスが多い。☞ **情けない**
- □ 成果をなかなかあげられない。
- ✔ 上司に怒られてばかりいる。☞ **落ち込んでしまう**
- ✔ 仕上がりがいつも雑になってしまう。☞ **恥ずかしい**
- ✔ 仕事の段取りが悪くて仕事が遅い。☞ **いや気がさす**
- ✔ うまく意見を伝えることができない。☞ **もどかしい**
- □ 部下に的確な指示を出せない。
- □ 交渉が下手でいつも言いくるめられてしまう。
- ✔ やることが多すぎると手がつけられない。☞ **混乱してしまう**
- □ リーダーシップをうまくとることができない。

「ありがとうございます。……うわあ、すごくわかりやすいな。ちゃんと書いてもらったんで、きっと意義のあるセッションになると思いますよ」

チェックはすべて、几帳面に同じサイズで書かれていました。

それが項目の半分以上につけられています。

「えー、まずですねー、チェックされた項目が多いということは、それだけ自分の中に『してはいけない』『するべき』が多いってことなんです。つまり、自分が勝手に決めている法律がたくさんあるんですね」

「……」

「で、あなたは少しチェックが多めですけど……」

「……はい」

「それだけきちんとしている性格ってことですね。だからいい感じですよ。何ごとにも誠実で、一生懸命。だからこそ自分に厳しい方なんじゃないかなとも思います」

存在ごと小さくなって消えてしまいそうな彼女に対して、僕はゆっくりと言葉を選びながら説明しました。そして、

「でも、逆に言うとですね、それだけ自分が大変ってことですよね……、時々しんどいん

じゃないですか。たとえば、『カウンセラーは白衣じゃないとイヤだ』って思ったりしてしまうとか……」

と、最後に付け加えました。

一瞬だけ、彼女の目には困惑のような色が浮かびました。

しかし彼女は、別に否定も肯定もせず、僕の次の言葉を待つように真剣なまなざしを向けてきました。

さて、あなたのチェックリストはいかがですか？

チェックリスト【1】◆仕事上の立ち回り、ふるまい（二五ページ）
チェックリスト【2】◆仕事上の気持ち、心の持ちよう（二六ページ）
チェックリスト【3】◆仕事上の人との関わり（二八ページ）
チェックリスト【4】◆仕事上のイヤな人（三三ページ）

もしもまだリストにチェックをしていなかったら、いま、ぜひチェックをしてみてください。

問題解決のためにはまず問題点をリストアップしてみることです。

そして、彼女のセッションと並行して、あなたもこの紙上セッションを試してみてください。

② 問題点を「してもいい」に変える

心は、頭で考えた結果ではできていません。

どちらかというと体験の蓄積でできています。僕は、彼女に新しい体験をしてもらうためにこんな紙を彼女の前に差し出しました。

仕事上の立ち回り、ふるまい

☑ ミスが多くてもいい。☞ ~~**情けない**~~ **情けなくてもいい**

□ 成果をあげなくてもいい。

☑ 上司に怒られてもいい。☞ ~~**落ち込んでしまう**~~ **落ち込んでもいい**

- ✔ 仕上がりがいつも雑になってもいい。☞ ~~恥ずかしい~~
  恥ずかしいことをしてもいい
- ✔ 仕事の段取りが悪くて仕事が遅くてもいい。☞ ~~いや気がさす~~
  いや気がさしてもいい
- ✔ うまく意見を伝えられなくてもいい。☞ ~~もどかしい~~
  もどかしくてもいい
- □ 部下に的確な指示を出せなくてもいい。
- □ 交渉が下手でいつも言いくるめられてもいい。
- ✔ やることが多すぎて手がつけられなくてもいい。☞ ~~混乱してしまう~~
  混乱してもいい
- □ リーダーシップをうまくとれなくてもいい。

彼女は真剣な様子で紙をのぞき込んでいます。

それはさっき彼女にチェックしてもらった項目を全部、『……してもいい』に書き換えただけの紙です。

「問題点を、すべて『してもいい』という語尾に置き換えています。わかりますか？」

たったそれだけの細工に気がつき、彼女は少しだけ感心したような様子を見せましたが、すぐに、

「……それで何だろう？」

と、疑問の色を隠さずに僕を見返しました。

僕はひるまずにきっぱりとこう告げます。

「いま、あなたは自分の性格を変えるためのパスワードを手に入れました」

「……？」

「あなたが持っている問題点を『してもいい』という言い方に変えます。それが性格をいい方向に変えるパスワードです」

彼女は、紙に目を落とし、内容をじっと見てじっと見て、穴があくほど見つめたけれどまるで意味がわかりません、という面持ちで、不安いっぱいの顔を僕に向けました。

僕はなんだか申し訳ない気持ちになってきて、

「大丈夫ですよ。だんだんやってることがわかってきますから」

彼女はコクリとうなずきました。

③　口に出す

パスワードをただ知っただけでは何の効果もありません。

このセッションで大事なことは声に出してそれを言うことです。

その言葉を自分の耳で聞いて、自分の心に届けます。それを何度もくり返します。自分の口で言うことにこのセッションの意味はあります。

「ではそうですね……、最初のこれを口に出して言ってみてください」

僕は指差しました。

そこには『**ミスは多くてもいい**』と書かれていて、上の□にチェックがされています。

「……ミスは多くてもいい」

「うん、もう一回どうぞ」

「……ミスは多くてもいい」

彼女はそれを五回ほど棒読み状態で口にしました。まったく表情を変えないまま、まるで温度のない声で言い終えて、そしてセッションルームが静まり返りました。

「あれ？」

「……？」

「なんかシーンとなっちゃいましたね（笑）。はい、でもこれが、あなたの性格を変えてくれるパスワードなんです。これで性格が変わることがあるんです。……あれ？　やっぱり、ピンと来ないみたいですね？　なんだかいきなりすぎたかな？」

彼女はつられて笑ってくれることもなく不審げに視線をそらしてしまいました。眉間にはシワを寄せています。

「これはですね、あなたがミスをすることへの悩みを解くためのパスワードです。いまそのパスワードを入力しましたから、しばらくしたら悩みはなくなります。あなたはミスしなくなる性格になります」

彼女はぼそっと聞き返しました。

「ミスしなくなる性格……ですか？」

「うん、そうそう。まあ、じゃあ、もうちょっと試してみましょうよ。ミスは多くてもいい。……さんハイッ♪」

「……えっと……、ミスは……多くても…………いい」

「もう一度、さんシッ♪」

「………ミスは、多くてもいい」

　僕は彼女の顔をのぞき込みました。

「どう、スッキリした？」

「……あんまり」

　彼女は少し居心地の悪そうな表情を浮かべています。

④　心の中心に向かって語りかける

「ここにあるパスワード、何度も言ってください。問題に直面したときとか、その問題が起こりそうなときとか言うだけ言ってみてください」

「……」

「できたら自分の心の中心に向かって、気持ちを込めて、お芝居のセリフみたいに感情豊かに語りかけてみてください」

「……はい」

　ここまで一方的に聞かされている彼女に僕はお茶をすすめ、僕もひと口、ずずっとお茶を飲みました。彼女の表情は重くてカタいまま。いや、来たときよりも悪化してるかも。

……うーん、まあしかたないか。

僕はそれはそれでまあ良しとして、とりあえずセッションを続けました。

「……じゃあねえ」

紙の中のひとつの項目を指差しました。

「今度はこれ言ってみましょう」

そこには、『**やることが多すぎて手がつけられなくてもいい**』と書かれています。

彼女はさっきと同じように三回ほど口に出してみましたが、やはりあまり気乗りしていないようです。

「……あの〜」

「うん、なんですか？」

彼女は少しためらいながら、でも、きちんと伝わる口調で僕にこう言いました。

「こう言うことで、これができるようになるんですか？」

口もとがひきつっているようにも見えます。こんな理屈のわからないことをやりにきたんじゃない、とでも言いたそうに見えなくもありません。

僕はそんな彼女を見て、

「いいえ、ならないですよ」

そうスパッと答え、

「別に、ならなくてもいいんですよ」

と、続けました。

「えっとですね、できるようには……なりません。でも、できないあなたでは、なくなります」

わかりますか？

という顔で彼女をのぞき込みましたが、
全然わかりません。

という顔で彼女は見つめ返してきます。

「つまりその……、『してはいけない』っていうルールは、あなたにとっての制限です。制限が多ければ多いほどあなたはできないことが多くなりますよね。そしてそんな制限を自分が破ってしまわないかと不安にもなります。するとあなたはますます『できないあなた』になってしまいますよね。だから、**できるようになるためには、まずはそこから脱出**

すること。まずはいまのあなたを脱出することなんです」

僕はあまりこだわりなくそう説明してみました。

すると彼女は、……ふうん、という暗い目つきをして、その視線をそのまま机に落としました。

「簡単に説明するとですね、たとえばあなたは塀の上を歩いています。『足をすべらせてはいけない』と思えば思うほどあなたはどうなるでしょう？」

「……ええと……逆に、足をすべらせてしまうと思います」

「ですよね。あなたは塀の上をうまく歩きたい。それは『こうなるはずだ』という『期待』です。でも足をすべらせるかもしれないという『想像』もあなたにはあります。実はその『想像』には強いパワーがあり、一度めばえたら消えることはありません。逆に『思ってはいけない』と思うほど、どんどん大きく育っていきます」

「……」

「だから落ちることを『想像』すると、どんな『期待』もそれに負けてしまって、あなたは足をすべらせて塀の上から落ちてしまいます」

「……」

「特に『悪い想像』はとても強いんです。**だから期待を満たすためには、まずその『悪い想像』を終わらせてあげること、そして、『期待』を低くすることなんです……**」

そう言うと彼女は、少しだけ飲みこみかけてくれたようでした。

でもまだ喉につかえているようです。

⑤ 心の中のザワッを聞く

四字熟語であらわすと、半信半疑。

彼女のようなクライアントさんは珍しくはありません。

「そんな不審人物を見るような目で僕を見ないでくださいよ～」

と、場をなごませたいのをぐっとこらえながら、僕はいつものようにセッションを続けました。

「では次は、ひとつずつ言ってみましょう」

「ここに書かれていること、全部ですか？」

「そうそう。それを順番に口に出すと、心がザワザワッてする項目があると思うんです。

その感覚ってたとえばですね、……うわっ、こんなこと口がすべっても言えへんわ！　って思っちゃうような感覚です。その心のザワザワが、この中でいちばん大きいのはどれかをたしかめてみてください。そうすることで**苦手意識が特に強い項目を知ることができます**」

ひととおり口にしたあと、彼女が選んだのはこのふたつでした。

『仕事の段取りが悪くて仕事が遅くてもいい』
『うまく意見を伝えられなくて仕事が遅くてもいい』

彼女が心の中で特に気にしているのはこのふたつのようです。

その結果を見て、僕は破顔しました。

「うわあ、良かったあ、いいのを選んでくれて！　このふたつがあなたの中で意外と大きな問題というわけですね」

「……はあ」

「だからね、このふたつを毎朝起きたらまず口に出して言ってみてください。顔洗うときとか、パンを焼いているときとか、歯磨きしてるときとか。回数は別に気にしなくていいので、毎朝、思い出すたびにつぶやいてみてください、そしたら……」

一方的にたたみかける僕を、とうとう彼女がさえぎりました。

「……あのお、先生」

「ん？　なんでしょう？」

「もう一度、ちょっといいですか？」

「うんうん」

「問題点があればそれを、してもいいに変えるってことですよね」

「そうそう」

「それはもうわかりました。言葉にするのは簡単だからすぐできそうです。でもそれって、なんと言うか……、そう言っているだけに感じてしまう自分がいるんです。……それでもいいんでしょうか？」

彼女はそう言って、僕のことをすがるように見つめてきました。

僕はしばらく間をおいて考えてから、こう答えてみました。

「できる・できないの問題ってね、実は、**心の問題のあとにある**んです」

「……」

僕はさらにこう言いました。

「あなたはさっき『自分の意見を伝えられない』って言いましたよね。でも、あなたの疑問点はいまの説明で僕にきちんと伝わってきましたよ……」

彼女は少しハッとした表情を見せました。

僕は、バンビちゃんの黒い瞳を見つめ返しながらさらに続けます。

「つまり何がポイントかって言うとね、それはやっぱり『状況に対する心』なんです。あなたには説明能力は人並にあるんです。たとえば家族や友人と話すときはきちんと話ができているでしょ。あなたはおそらく、職場で余計な力が入ったときにだけ、できなくなるんです。……ちがいますか？」

根っこにあるものは〝私の話がちゃんと聞いてもらえなくて、誤解されてしまうかもしれない……〟という怖さ。

つまり塀の上から落ちてしまうという怖れです。

「その余計な力って、あなたが思っているよりも大きいものなんです。あなたの能力を制限してしまっているすべてと言ってもいいかもしれない」

「……」

「あなたはできなくないんです。できるのに、時々心がジャマをしているだけなんです」

「……」

「……だからまあ一回、許してみましょう。ね。言い続ければ心は必ず最後には折れてくれますから。そしたら余計な力の部分だけポロッとあなたの心からはがれ落ちます。そうしたらきっと、いつもどおりにうまく伝えられるようになりますよ」

彼女の顔にはありありと「……でも」と書かれています。

しかし彼女は、その「……でも」を言わずに、飲みこもうとしているようでした。

「……でもね先生って言いたいんでしょ。そうやって疑いの念をいだきながらでもいいんで、まずは先ほどの言葉を口に出すようにしてみてください。そうすればあなたはきっと、まあそこそこ上手に説明できる女性になりますから」

彼女は、……はあ、とため息顔をしながら、「……え？　いま、そこそこって言った？」

と、心の中でひとりごちました。

二日目「会社をずる休みしてもいい」

「そんなこと言えるわけないじゃないですか……！」

……バンッ！

セッションルームに怒号が響いたかと思うと、今日初めて来たクライアントさんが、大きな音をたてて部屋から飛び出していってしまいました。

順番を待っていた子鹿のバンビちゃんはビクッとして顔を上げました。ひょっこり待合室に顔を出した僕は、前回、やや消化不良のまま帰っていった彼女の姿を見つけ、笑顔をふりまきました。

「うわあ、よかった！　もう来てくれないかと思ってましたよ！」

たったいま泣きじゃくりながら飛び出していったクライアントさんといい、そんなことがあってもケロリとしている僕といい、ふだん見慣れないものを見て、彼女はまた今日もリアクションに困っているようです。

「……二度目は来ない人とか、いるんですか？」

彼女はようやく声をふりしぼって、そんな質問をひねり出したようでした。

「いるよ」

いるよって……と、また困惑顔。

「だって、自由やしね」

満面の笑みで、僕はそう言います。

「じゃ、どうぞっ。あけみちゃ〜ん、お茶ふたつお願いね〜」

彼女をセッションルームに招きいれました。彼女の二日目のセッションです。

⑥ 自分でタブーを犯してしまう

問題だと感じていることを『してもいい』に言いかえること。そうすることで『してはいけない』という意識や悪い結果への怖れを打ち消すこと。一日目のセッションではその説明までが終わりました。

これはとても強力な方法です。

でも、シンプルすぎるので、スッと頭に入らない人のほうが多いのも事実。

というか、毎度のことです。

ではどうするべきか。そんな人には**体験から知ってもらう**のがいちばんです。

「ええっとー……あれ？　今日は平日ですよねえ。……ってことはもしかして今日、会社を急に休んだんじゃないですか？」

僕の質問は図星だったらしく、彼女は軽くあわてながら、

「……え、あ、はい」

と、答えました。

「よく休めましたね。会社にはここに来ることを言って休んだんですか？」

「いや」

「じゃ、なんて？」

「……その、……風邪をひいたって、ウソをつきました」

「ずる休み？」

「いや、別にずる休みっていうか……」

僕はにやりと笑いました。

「だったらあなたはもうかなり変わったはずですよ」

「……え？」

「きっとおそらく、**ずる休みなんかしてはいけない**って思っていたまじめなあなたが、ずる休みをしちゃったんですよね。だとしたらすごい変化です。ずる休みしても、まあ別に、意外と大丈夫なんだ、というあなたに変わったんですから」

彼女の顔に、少しだけ赤みがさしました。

僕の言葉がきちんと届いているようです。

「……ねっ？　これで、**あなたは心の自由をひとつ増やしました。**このセッションでやろうとしていることってそういうことなんです。ずる休みをしたあなたは、これまで体験したことがなかったカウンセリングにも挑戦中ですよね。そうやって新しい経験が増えれば人間は必ず変わります。あなたは今回を境にガラッと変わってきますよ」

「……本当ですか」

「そりゃそう。ていうか、もう変わってるし。仕事ができる人は心が自由なんです。ああするべき、とかが少ない。仕事がなんだかうまくいかない人は心が不自由なんです。なんとなくわかりますか？」

「……んー、まあ、なんとなく」

彼女の表情はどこかスッキリしたようにも見えました。

僕は続けます。

「これまで会社に言ってでも行っていた人はね、ふつうはそのまま行き詰まって、うつになったり、逃げるようにして退職してしまうんです。もしくは過労死まで行き着いてしまう人もいるかもしれない。自分が決めてしまったルールから出ることができないまま身動きがとれなくなるんですね」

「……」

「でも、あなたは自分でルールを犯して、バーンと価値観を広げたんです。ずる休み、やってもいい。カウンセリングもＯＫ。悩みを人に相談してもいい。もうすでにいくつも自由を得ましたよ。**自分がダメだダメだって思っていることは、やってみるとそれほどダメじゃないってことが案外多いんです**」

「……はい」

彼女は、そうか、そういえばそうだよな、という顔をしながら、何か考えているようです。

「前回、口に出して許可する方法についてお話ししました。でも、実はもっといい方法があるんです。それはつまりこうやって実際にやってしまうこと。そうすれば、絶対にしてはいけないという常識は、してもいいっていう常識に一気に置き換わります。もしくは、してもしなくてもどっちでもいいじゃんという常識になっちゃうんです。ね？　何年もできなかったたずる休みはどうでしたか？　やったら別に何でもなかったでしょ？」

彼女は口もとで、……ええ、と答えました。

「だからきっと、他のことも意外とそんなもんですよ。自分の法律とかルールを自分から破ってみてください。ダメダメでがんじがらめになっているだけだったら、いっそのことひょいっと一回、失敗してみたっていいんですよ」

自分が『してはいけない』と思っていたことを実際に行動することを、タブーを犯す、と言います。

塀から落ちて大ケガをしないためのいちばんの方法。

それは時々、適度に落ちて、落ちても大丈夫だと知っておくことなんです。

あなたのリストをもう一度見てみてください。

『してもいい』に書き換えた項目の中ですぐにでも実現できることはありますか？

⑦ 相手ではなく自分を許す

初日のチェックリストは「仕事の結果」に関するうまくいかないこと。それは主に「能力」や「やり方」を身につけているかどうかに関わることでした。

そして、今日のチェックリストは「仕事中の気持ちや人間関係」に関するうまくいかないこと。これは何かがやれるかどうかではなく、仕事中にこんな気持ちになってしまって困るとか、思ったような気持ちになれなくて困るといったことです。

方法は前回と同様で、問題に思っているうまくいかないことを『してもいい』という言い方に変えます。

仕事中の気持ち、心の持ちよう

✔ 集中できない。☞ **自分には根気がないなあと感じる。**

□ 大事な場面で緊張してしまう。

□ モチベーションが最後まで保てない。

□ 人の成功がねたましい。

☑ 決断力が乏しい。☞ **時間をムダにしてしまう自分が情けない。**

□ 悪いほうにばかり考えてしまう。

☑ つい人の顔色をうかがってしまう。☞ **そんな自分に気づくたびに自己嫌悪に陥る。**

□ 小さなことをクヨクヨと気にしてしまう。

□ 〆切を守れない。

☑ 月曜日がつらい。そのときの私の思い☞ **でもガマンして行かなくちゃと自分に言い聞かせる。**

□ 冷静さをなくしてしまう。

□ 何をやっても続かない。

□ 責任感がわかない。

□ 貧乏くじばかり引かされる。

仕事上の人との関わり

- ☑ 同僚とソリが合わない。☞ **できればあまり話をしたくない。**
- □ どうしても苦手な上司がいる。
- ☑ ちゃんと評価してもらえない。☞ **くやしくて腹が立つ。**
- □ 強い相手に対して萎縮してしまう。
- ☑ コミュニケーションが苦手だ。☞ **私は社会人として未熟だと感じる。**
- ☑ 部下との関係がうまくいっていない。☞ **私はあまり人に好かれていないんだと感じて、少し落ち込んでしまう。**
- □ 飲みに誘われるのが苦痛だ。
- □ 他の社員の会話にとけ込めない。
- ☑ カゲでバカにされている気がする。☞ **寂しく感じる。**
- □ ひどい侮辱を受けた。

「……ええと、**『ちゃんと評価してもらえない』**にチェックしていますね」

僕はたくさんチェックされた項目の中からそれを選びました。

「評価。うーん、これはどんな感じですか？」

そう聞くと彼女は次々にあふれ出しそうな言葉をおさえながら、答えました。

「ええ、実は……、直属の上司が、私を評価してくれないんです。私、仕事の量は他の人よりこなしているつもりです。なのに、上司はなぜか、他の人ばかりを評価するんです、さぼっている人とかでも。それがとても不愉快で……。それから、見る目がない人の下にいるというのもこの先のことを考えるとつらくて……」

少し困った表情を浮かべた僕に気がついたのか、彼女はそこで、口を閉じました。

「ええとですね……、この場合なんですが、残念ながら、評価してくれないからと言って、相手をどうこう言ってもしかたがないんです」

「えっ、だって……」

「うん」

言いたいことはわかるよ。

という表情を見せつつ、こう説明しました。

「たとえばね、結婚した相手がイヤだ！　と言っても心理学では解決できません。相手をどうこうするんじゃなくて、あくまでも自分の内側に向かっていくのが心理学です。つまり、そうだなあ、〝あの人が〟ではなくて、〝私は〟でもう一度考えてみてほしいんですね……。うん、わかった。じゃあ、こんな質問に変えてみますよ。いい評価をされないということで、あなたの心にはどんな気持ちが生まれますか？」

そう質問しなおすと、彼女は少し考えたような顔をして、スゥッと息を吸ってから、

「……なんだかみじめな気がします」

小さな声をふりしぼるように言いました。

「なるほど。うん。これだけがんばっているのに、どうして評価してくれないのかって思うんですね？」

「……はい、そんなところです」

「どうしてわかってくんないのよ～、どうしてほめてくんないのよ～、って？」

また少し鼻の先で何かを考えて、

「いや……ほめるとかじゃなくて、ただ低い評価をされてしまうことに、なんだかみじめな気持ちにさせられるっていうか……」

「じゃあ、これだったらどう？　悲しい、くやしいだったらどっち？」

「くやしい……だと思います」

「味で言うと、どんな味？」

「……うーん」

「酸っぱい感じ？」

「ええと……苦い、だと思います」

「それが口の中に入ったら？」

「うわ、それはイヤ……ゼッタイ噛みたくないです！」

彼女はそのイヤな気分をまざまざと思い出したようです。まるで毛虫が口に入ったような顔をしています。ひょっとしたらそんな顔を職場では押し隠しているのかもしれません。

「了解。そこまでハッキリと思い出してくれたらいいですよ。……ってことはね、パスワードはこれです」

僕はかたわらのホワイトボードの上から下までを使ってこう書きました。

『私はきちんと評価されなくていい』

この文章を読むと、彼女はさも受け入れづらいというような表情をしました。

「どう？　ちょっと口にしづらい？」

「……うーん……だって、これ、どういう意味ですか？　……そう口にしたとしても私はやっぱりくやしいし、……と言うよりむしろくやしい気持ちなんて味わいたくないのにそんな気持ちになってしまいますし、……そもそもやっぱり評価もされたいし」

「うん、でも、考えてみてくださいね。いまあなたは『自分の仕事の結果』と『ある特定の上司からの評価』をガッチリ結びつけています。でも、それは本当につながりがあることと……？　実は別の問題ではありませんか？」

「……」

「このパスワードがどうも言葉にしづらいっていうことは、あなたはこのムリなつながりに、とってもとってもしばられてしまっているからかもしれません……」


塀の上では、必要のないことは意識しないに限ります。

意識すればするほど塀から落ちてしまいます。

そんなときに大事なことは、自分の中にある不要な問題意識にまず気づくことです。たとえば塀から落ちたときのことやギャラリーからの野次や声援、隣の塀の状況、明日の天気の心配……、まずはそんな問題意識をなくすこと。そうするには、自分の中にわき上がってくる悪い想像を順に許可してしまうことで打ち消すことができます。

「塀の上での余計な意識は手足をしばるのと同じことなんです。だから、評価されなくてもいい。そして、評価されてもいい。すべていいんです」

「……はい」

「すべてを許可してみてください。そうすることで、**あなたの行動を制限してしまう罪悪感や強迫観念をいったんゼロにしちゃうんです**」

「……」

「もちろんそれはあなたの中にあるものですよ。だから、たとえば上司の評価とか、表情とか、言葉に心がひっかかっても、問題点を上司には向けないんです。ただ自分の気持ちだけに的をしぼって許可すれば、自然と余計な力は抜けていきます」

彼女はゆっくりと考えながら、ゆっくりうなずきました。

「……ね。でも、気になるときは気になりますよ。人間だもんね。でも、そんなときはパスワードを心で唱えたり、トイレでひとりでぶつぶつ言ったりしてみればいいと思いますよ」

　彼女は顔を上げて、

「……はい、わかりました。やってみます」

と、決意したように答えました。

「ちょっとバカみたいだけどね」

　僕がそう付け加えると、彼女はやっとふふっと笑いました。

「あなたはひょっとしたら、これまでずっと、飲み込んじゃいけないものを無理やり飲み込んでばかりだったかもしれませんね。……でも、そんなこと続けていると、いつか、おなかこわしちゃいますよ」

　僕はそう言って少しだまりました。


いちばん最初に整理するべきことは問題点の主語を自分にすること。それから問題点を許可していくことが大事です。

　彼女の頭の中では、整理のつかないいろいろな言葉がまだグルグルと飛び回っているようです。でも、心はだいぶほぐれてきています。確実に。希望の光もちょっぴりさしてきたようです。もう少しです。僕はもうすっかり冷めてしまったお茶を、ぐびびびっとひと息に飲み干しました。

⑧ 落書きは消しゴムできれいにする

「でも、先生」

「はい」

「私、まだちょっとわからないんですけど……、たとえば、この**コミュニケーションが苦手**にもチェックしたんですが、この場合、コミュニケーションが苦手でもいいって言うんですか？　それとも、コミュニケーションが苦手でも悲しく思わなくていいって言うんですか？」

何かを少しつかみはじめたような表情で、彼女は僕にそう聞いてきました。可能性を感じられないものにはやろうという気は起きないものです。彼女の中で本格的に何かが変わりはじめているようです。

「どちらの言い方でも大丈夫。合ってますよ」

彼女は一瞬ひるんだように見えました。

「でも、なんというか……どちらも心がザワッとしない気がします」

「うーん、なるほど。じゃあちょっと整理しましょうか……」

僕は立ち上がり、ホワイトボードに次のことを書き出しました。

しないことを許可　↓　ムリにコミュニケーションしなくてもいい。
向いていない性格を許可　↓　コミュニケーションが苦手でもいい。
自然な感情を許可　↓　コミュニケーションができなくてさびしくてもいい。
能力がないことを許可　↓　コミュニケーションがヘタクソでもいい。

「こんな感じかな……。まあ、問題になることはいろいろです。人にもよるし、状況にもよりますよね。でも、必ずどこかに余計な『してはいけない』が含まれているんです。それを上手に探して逆に許可を与えるんです。……たとえばこの中だと、口に出すのに**罪悪感**を感じてしまうというのはどれですか？」

彼女はひとつずつ口の中で唱えました。

そして少し言いづらそうに、

「……やっぱり最後の、ヘタクソでもいい、です」

「なるほど。じゃあ、あなたは、コミュニケーションができないといけないという**強迫観念**から、一生懸命に思い込んでしまっているのかもしれません。その気持ちが強いばかりに、かえってそれがあなたのコミュニケーションをちょっとだけ不自由にしているんです。だからどんどん、コミュニケーションはヘタクソでいいって思ってみてください」

「……うーん」

「言いづらかったら、ひとりぼっちでもいい、孤独でもいい、これでも大丈夫」

「はい、ちょっとザワッとします……」

「そして、うまくなってもいい。どっちでもいいって思うんです」

「……はい、それならちょっと安心です（笑）」

彼女は説明をすんなり受け入れられたようで、ホワイトボードの言葉を何度も目で追っています。

「……他にはそうだなあ。あ、この『**集中できない**』ということが問題だとすると、『集中できなくてもいい』でもいいですし……」

「はい」

「集中できなくて人に信頼してもらえなくてもいい。これでもいいんです」

「……ああ、それはイヤですね」

「うん、そうですよね。頭で考えるとちょっと受け入れがたい言葉ですよね。そんなのいいわけないいじゃんって気持ちになりますよね？　でもこれは単なるパスワードです。つまり、『信頼されなくてはいけない！』という**強すぎる気持ちを打ち消すためのパスワードです**」

「ああ、はい。わかります……」

「それから、集中できない自分をクヨクヨ考えなくてもいい。それと同時に、クヨクヨ考える自分だって許してあげてください」

「……はい」

「こう考えてみてください。『してはいけない』というのは壁に書かれた落書きです。あなたの部屋の壁を見て、いちばん気になる落書きを『してもいい』という消しゴムで消してあげましょう。気持ちを軽くして、いま消せるなって思うだけ消せばいいんです」

「……うーん、はい」

「心の落書きを消すのには黒いペンキを使う方法もあります」

「黒いペンキ？」

「そう。黒いペンキっていうのはつまり、グチとか、中傷とか、あきらめなんかのことです。つまりイヤだイヤだっていやがって、真っ黒く塗りつぶしちゃうんですね。そんな黒ペンキと、きれいさっぱり消してしまう消しゴム、どっちのほうがいい？」

「ああ。じゃあ、消しゴム……」

「の、ほうがいいですよね。だって壁の落書きだもんね。うん、やっぱり、壁の落書きは黒で塗りつぶしたら一気に消えていいんですけど、塗りつぶしたあとがハッキリ心に残るもんね。……その点、消しゴムは落書きがうっすら残ってしまいますけど」

「でも、何度も消せば……」

「そう。何度も何度も消していけば壁は元どおりになりますよね。それに、ちょっとぐらい残ってたってていいんですよ」

あきらめ、グチ、クヨクヨ、怒り、攻撃……それらは黒ペンキで塗りつぶすことと同じです。つまり、なかったことにしちゃって、ごまかしちゃっている状態です。たとえ落書きが見えなくなっても、塗りつぶされているだけで、その下にちゃんとあるってことを自分で知ってるんです。

そして許可することは消しゴム。「してもいい」と心に唱えることは、新たな傷をつくらないまま、いまあるムリな制限をなくしていくことができます。

⑨ 強いタブーを許す

「わかりました。でも先生……」

「はい。何でもどうぞ」

「**いじめ**にあった場合なんかは、何をどうやって許せばいいんですか？」

「ああ、いじめとかセクハラとかは許可しにくいですね。でもこれも、一回許可します。**ただし心の中だけで、あなたがあなたに許可を出すんです**」

「……」

これは誰もが必ずひっかかるところです。

倫理的な問題や、実害が出るような現実的な問題の場合、心は簡単には許可してくれません。

いじめがあってもいい。

セクハラされてもいい。

女性を蔑《さげす》んでもいい。

それを許すのは、あまりにつじつまが合わないような気がします。

しかも、それを許してしまったら、事態はもっと悪くなるようにも思えてきます。

「たとえばそうですねえ……、親からの虐待を受けた人は、自分の子どもにも虐待してしまうという連鎖の話は聞いたことがありますか？」

「……ええ、なんとなく」

「親から暴力を受けて育つと〝私は絶対にそんなことしない！〟と強く思って、〝暴力〟というタブーを持ちますよね。でも、〝子どもには暴力をふるってはいけない〟という強いタブーがあると、逆に、それは何度もくり返して思い出されます。すると心はついそれをやってしまうんです。やっぱり〝してはいけない！〟と想像していることに行動が流れてしまうんですね」

言い方を変えると、その人の中にあるタブーが「認めてくれ！」と叫んで暴れだす感じ。タブーの持ち主であるその人に認めてもらえるまで暴れ続ける。

だからタブーを強く持つことって危険なんですよね、場合によっては。

「……ほら、ＤＶ亭主からようやく離婚した女性がまた暴力的な男性とくっついてしまうことってありますよね。これも怖れという想像が現実にあらわれた結果なんです。暴力をやめてほしいと思えば思うほど、実は暴力を呼び込んでしまうんです」

「……なんか怖いですね」

「そう。だから、暴力をいったん許す。暴力をふるってもいいんだって。もちろん、自分も暴力をふるってもいい。相手のことは関係なくて、ただ、自分のルールの中で暴力は問題じゃないと心に言ってみるんです」

彼女は、もうひとつスッと飲みこめないようです。

「許してしまえば想像はやみます」

それでも彼女は考えています。

彼女には、何かこだわりがあるのかもしれません。それがひっかかって、すんなり受け入れられないのかもしれません。彼女はもう少し考えてから、ゆっくり噛みしめるように僕にこう尋ねました。

「……そのタブーは、自分でも犯したほうがいいんですか？」

「ああ……、そうですね、お皿を割るくらいならいいかもしれませんよね。目の前で鉛筆をボキッとへし折るとか、机をバンッ！と叩くとかね、ハハハ……。でも、すべてのことを自分でタブーを犯す必要はありませんよ。だって別の傷を新たにつくってしまうってわかってますから。だから心の中だけで、私は暴力をふるわれてもいいわ、相手は暴力をふるってもいいんだ、みたいなことを思ってみてください。すると……」

ごくり。

「もう暴力を呼び込まなくなるんです」

彼女は返事をせずにうつむきました。

「つまり、心を強く押さえつけていた、効きすぎたタブーが終わるんです」

これに関しては、まだどこか判然としない様子でした。

⑩ 苦手な人から自分の「してはいけない」を探す

僕は、最後のチェック用紙を彼女の前に差し出しました。

「よし、じゃあ、ちょっと空気を変えてみましょうか。それじゃあ、……これね。苦手な人について考えてみましょう」

ほんの少し身がまえながら、彼女は紙を見つめました。

「仕事上、ですよ。仕事に関して、苦手な人がいたら、ちょっとその人のことを思い出してみてください」

今回のセッションは仕事がうまくできる性格になるというのが目標です。あらためてその目標を確認すると、彼女は居ずまいを正しました。そして、誰かのことを頭に思い浮かべているようです。

「はい。では、頭にハッキリと思い浮かべたら、この紙にその人のフルネームを書いてください」

僕がそう言うと、彼女は顔をしかめました。

その相手のことを彼女がものすごくキラッているんだということは、僕が心理カウンセラーでなかったとしてもきっとわかったことでしょう。

「か、か、書くんですか？」

「か、か、書くんです。なんなら肩書きは《世界でいちばん苦手なヤツ》として、その横にいま住んでいる住所も書いておきましょうか」

「いや……住所までは知りません」

「じゃあいいです。最寄りの駅もわからない？」

「……ああ、それだったら」

「おっ、それ書きましょう。ちなみにどこ？」

「朝日団地です」

そう言って、彼女は口もとを少しだけ……にやり、とさせました。

仕事上のイヤな人

□ ウソをつく。人間的に信用できない。
□ やる気がない。仕事をちゃんとしない。
□ 責任感がない。すぐに人のせいにする。

- ☑ 下品、幼稚な言動をする。
- ☑ 礼儀を重んじない。マナーを守らない。
- ☐ いい子ぶる。
- ☐ 自慢ばかりする。
- ☑ 人を見る目がない。能力がない人を評価する。
- ☑ 感情的でいつもイライラしている。
- ☐ 悪口や陰口ばかり言う。
- ☐ すぐに弱音を吐く。頼りない。
- ☐ 自信過剰。
- ☐ わがまま。
- ☐ 気が利かない。
- ☑ 上から目線。
- ☐ 約束を守らない。
- ☐ 言っていることとやっていることがちがう。

彼女が選んだ苦手な人をひと言でいうなら**《いつも不機嫌な上司》**。

隣には『朝日団地在住ナントカ』と書かれています。

「……ええっと、じゃあこれも許すんですか？　このいつも不機嫌な人のことを、不機嫌でもいいと許すんですか？」

「そうそう」

「え……、イヤです」

「即答ですねー、うーん。……あ、でも、これもやっぱり、問題は相手じゃないですよ。相手のことは忘れてください。**重要なことはあなた自身を許すことです**」

「え？　私を？」

ちょっぴり見せてくれた柔らかい表情はスッと引っ込んでしまい、彼女はまた少し難しい顔つきになりました。

「どういうことかというと、『私はいつも不機嫌でいい』ってあなた自身を許すんです」

彼女の表情はカタいまま。

今度は一体なに言い出すのよ……とでも言いたそうな顔をしています。

「もう少し説明しますね。……タブーっていうのは人それぞれが持っています。それは自分自身がそれをしてはいけないという禁止項目です。それをしたら自分が傷つく。受け入れたくない。するとどうなるかというと、あなた自身のタブーなのに他人がそれをしていても許せなくなる。心の過剰反応。それがキライな人や苦手な人ができるプロセスです」

もう少しで理解できそう。

そんな表情で、彼女は目線を天井のあたりに泳がせています。

「だから、あなたの中のタブーをあなた自身に許してください」

「……うーん、はい」

「たとえばその人は何をしますか？」

「ええっとー……、たとえば、挨拶しても返事もしません。不機嫌な日は特に」

「じゃあ、不機嫌な態度とか、挨拶しても返事しないとか、やってもいいことなんだと思ってみてください。……あ、しかもそれだったら自分でも実行できそうですね」

「……私がやるんですか？」

「そう。あなたが。朝、誰にも挨拶もせずシカトするんです。その朝日団地の上司が会社に来ても不機嫌にプイッってしていいんです。一回やるだけでパーンって価値観が変わりますよ。あなたも変わるし、現実もすべて逆転します。つまりですねえ、挨拶していたあなたがしなくなると、相手が挨拶をしはじめます」

彼女は固まってしまいました。

「……どうしてですか？」

「うーん。……どうしても、です（笑）」

僕はにっこり笑ってみました。

でも、彼女はほほ笑んでもくれません。

「たとえば、あなたは基本的に〝不機嫌な顔〟ってしないでしょ？」

「まあ、そうですね」

「それはなんで？」

「だって、いつも笑っているほうがいいことがあるって言いますし、印象もいいし……」

「ふーん、じゃあ逆に、ぶすっとできる？」

「え、イヤです。怖いです」

「あ、やっぱり怖いんだ。何が？」

「え……、相手にどう思われるか……キラワレることとかかな……」

「ですよね。『怖い』からスタートするでしょ。そしたら、『怖い』に返ってくるって話、したでしょ。だから〝してもいい〟からスタートするんです。そしたら〝してもいいんだ〟に返ってくるんですよ、わかりますか？」

「……」

「相手のイヤなところって何か。それは、あなたの中にあるタブーを見せてくれているだけのこと。ってことは、**あなたがそれをタブーにしなければ、それを見なくて済むようにもなるんですよ**」

「……はい」

「そこで終わるんです、タブーが。わかりますか？」

「はい……なんかわかるかも……」

「それから、決してタブーはブタージャないんです。まちがえないようにね」

「え……？」

にっこり。

「もう、なにそれ！」

彼女が少しずつ明るさを取り戻しはじめたようです。

それからほんの少し、心の自由も。

三日目「自由な心を手に入れてもいい」

よく晴れた青空です。

僕のセッションルームには、相変わらずいろんな人が出入りしています。フレッシュな新人サラリーマン、バリバリのビジネスマン、起業家、学生さん、離婚問題に悩む熟年夫婦、多種多様な人がいらっしゃいます。

人のタイプは増えるのに、人間の心の許容範囲は自動的には広がってくれません。つまりそれだけ現代は人の心が傷つく機会が増えています。多くの人が心の範囲をどんどん狭くして、自分という壁の中から出られなくなってしまい、本来の自分の一〇〇分の一の大きさにシュルシュルと縮んで苦しんでいます……。

彼女のセッションは今日でひと区切り。

「先生、これよかったらみなさんで」

「うわっ、うまそ〜！　ありがとう！」

超有名ななんとかというケーキ屋さんの、なんとかというケーキ（笑）を、彼女はおみやげに持ってきてくれました。

うーん、嬉しいよ。

ケーキもそうだけど、あなたがそんなににっこり笑顔でいてくれて。

本当にだいぶ感じが軽くなったよね。

やっぱり子鹿のバンビちゃんには、屈託のない笑顔がよく似合いますよ。

「あけみちゃーん、ねーねー、みんなでお茶飲もうよ〜！」

⑪ 自分の欠点をどんどんバラす

「セッションを受けてみて、どうでしたか？」

彼女は、……うーん、と考える顔をしました。でも、初日みたいな重たさはなくて、楽しいインタビューに答えているような顔つきをしました。

「胸を張って、わかったとは言えません。どちらかというと、まだ正直、モヤモヤしているところがあります」

彼女は遠慮なくそう言って、少し歯を見せて笑いました。

「いいですよ。大丈夫、大丈夫」

「でも頭では理解できましたし、気持ち的にもぜひ受け入れたいと思っています。これからどんどん『してもいい』を試してみたいって思います」

包み隠さず、彼女は言葉を続けました。

彼女はすっかり自分のカラを破った感じで、言葉がよどみなくすんなりと出てきます。

「でも先生、少し不思議なことがあるんですけど」

「ん、何でしょう?」

「実は、〝不機嫌になる〟っていうのをやってみたんです」

「ほう！　すごい！」

「とても勇気がいりました。でもやってみたら……、案外みんなふつうに接してくれました。逆に『それでいいよ』って言ってくれる人がいたり」

「ほうほう！」

「で、不思議なんですけど、あの不機嫌な上司っていたじゃないですか」

「おお、朝日団地に住んでる、例の……」

「そうそう、例のアイツ（笑）。私が不機嫌になってから、あの人、なんだか急に話しかけてくるようになったんですよ！」

「おお、やったー！」

「でしょ、でも、……これって、どうしてでしょう？」

「ガクッ。ど、どうしてって……それ前回、話したやん」

「あ、そっか！　……うーん、私、そこのところもうひとつ信じきれてなかったのかも！」

「おいおい～！」

「ウソ、ウソです！　アハハ、でも、ホント不思議でした」

「でしょ、おもしろいでしょ。こうやってね、自分のタブーを破ると、目の前の現実が変わるんですすよ。ちょっとは僕のことは信じてくれた？」

「はい、ちょっとだけ」

「く～っ！　ちょっとかぁ！」

うん。

まあ、いい感じいい感じ。

この調子なら彼女はきっと自由な自分を取り戻して、いい仕事ができるようになる日も近いでしょう。

笑顔の彼女を見ながら、僕はこんな話を思い出しました。

ある営業マンが僕のセッションを受けてから、翌日、会社でこう打ち明けたそうです。

「これまで、私はできる営業マンになろうとがんばってきました。でも本当は、そんなにできる営業マンじゃないんです。ただ、ムキになってムリをしていたんです。だから、私はもうできる営業マンをムリして演じることはやめたいと思っています……」

それを聞いて、上司は言ったそうです。

「うん。それがいいかもね。だって君がかなりムリしているってことは、実はずいぶん前からみんな知っていたよ」

それからどうなったか。ほどなくして彼は成績がグンとあがったそうです。

ムリな制限をなくすと自然になります。

自分を許可するとムリがとれて、目の前の現実が自然な流れを取り戻します。

そうなる大きなきっかけのひとつは、この彼がしたように「人に宣言してみる」ことです。

これが今回のワークの仕上げです。

もう一度はじめからまとめて説明すると、**まず、『してもいい』と許可するために、口に出します。やってやれるものなら自分でもタブーを犯してみます。そして最後は、許可したことを人にも宣言します。**

つまり、自分の欠点を人にバラす。

見抜かれたらダメだと思っていたことをもう隠さないでください。

「実は自分は能力ないんです。人間的にも未熟なんです」

って言っちゃう。

すると胸のつかえがとれて、心は自由になります。

バンビの彼女の場合、自分の悩みを僕に相談をすることで一歩前進しました。そうすることで、彼女の心の中で彼女を支配していた何者かから一歩遠のくことができたんです。

そして、さらに彼女にはできることがありそうです……。

「……つまり私の場合、仕事ができないって、みんなに宣言するんですか？」

彼女は、少しおどろいたように聞き返しました。

彼女のそもそもの悩み。

仕事ができないということ。

彼女が初めてここを訪れた日、最初に言っていたことは「自分は仕事ができるようになりたい。隣の席の人みたいに……」でした。その問題を少しでも解決するために、僕は、そのことを職場で口にすることをすすめてみました。

「なるほどー、職場のみんなにですか……」

「……でも、もうひとつ重要なことがあるんです。それは、……あなたの隣の席の人のことです」

これまでなごやかだった空気が、ふっとカタくなりました。

「職場にはつねに競争意識があります。すると同時に劣等感というものが心に潜んでしまいます。あなたはたしか、『隣の席の人みたいに仕事ができるようになりたい』って言っていましたよね」

それを聞いて、彼女は目を丸くしました。

そして、少しうわずったような声でこう言いました。

「……たっ、たしかにそういう同僚がひとりいます。頭の回転が速い女性で、仕事もうんとできます。上司にも信頼されていて、部下ともうまくやっていて、たぶん、みんなからの人気もあります。ひょっとしたらそんな彼女に対して、仕事上の劣等感があるかもしれません。でも……」

「でも？」

「あんな人にはなりたくはないんです。ましてや劣っているなんて感覚はありません」

「それは？」

「なんというか少し人間が軽いというか、チャラチャラしているところがどうしても好きになれないんです」

彼女はきっぱり言い切りました。

「あ、なるほど。仕事の能力では相手を認めるけど、人間的には認めることができないってこと？」

「……まあ、そうです」

自分でそう答えながら、彼女は自分のこだわりに気がつきはじめたようです。

「つまりちょっとくやしいのかな。そんな人に仕事で負けているということが……」

「……」

「だったらひとついい方法がありますよ。あなたはすごいわね、私には本当にかないませんってその相手に直接告げてしまうんです。その上で、追いつけるようにがんばりますって宣言しちゃえばいいんです」

その希望がかなうかどうかはどっちでもいいんです。そうやって宣言をしてしまえば、そのことは大した問題ではなくなってしまうんです。

「許すんです。劣っている自分を。でも、自分に劣ったところがあろうがなかろうがかまわないんです。劣っていたってそんなのは別にどっちでもいいじゃんって、自分の心にも語りかけてあげてください。口に出して」

「……」

「あなたの心は、ある意味、あなたの知らないところで勝手に進んでいますから、もう他人の心に向かって言っているような気持ちで、その中心に向かって言うんです」

「中心に向かって……」

「そう。心の中心に向かって言うんですよ。もういい、負けてもいいって」

「……もういい……負けてもいい」

「そう。もういい、負けてもいい、強がらなくてもいいって」

「も……う……」

あっという間に、バンビちゃんの黒い瞳から大粒の涙がこぼれました。

⑫ 価値観をバーンと広げる

彼女がひとしきり泣いたあと、

「……熱いお茶、飲みましょうか」

と、僕は声をかけました。

彼女は素直な笑顔で……はいっ、とうなずきました。

「かたくなになってしまった心をどうやってほぐせばいいのかわからないまま、ここまできちゃったのかもしれません……」

僕はうんとうなずきました。

「自分を責めたりするばかりじゃないんですね。怖さばかりになると結局前に進めなくなる。許可したり、宣言したりすればもうそれで問題ではなくなる……」

彼女はそう話したあと、何かを思い出したようです。

「あ……、先生っ！」

「ん？　なに？」

「私、いまわかりました……！」

彼女はおどろきのあまり頬を上気させています。

「実は前回、気になることがあったんです。暴力のこと。暴力はしてもいいと許せば暴力を呼び込まなくなるという話です……」

聞くと、こういうことでした。

彼女には結婚して三年の旦那さんがいるそうです。

そしてそれは、いまから半年ほど前のこと。旦那さんがたった一度だけ彼女に暴力をふるってしまったことがあったそうです。その夜、旦那さんは酒に酔って帰宅しました。介抱しようとする彼女に向かって、旦那さんは暴言を吐いてしまい、そして彼女のことを乱暴に突き飛ばしてしまったそうです。

翌朝、話し合いになりました。

彼は「傷つけて本当にすまない」と詫びてくれましたが、彼自身、自分がやってしまったことにかなり動揺していたようです。彼が謝罪してくれたことで一応の決着はつきました。しかし彼女の心の中には、しこりのようなものができてしまいました。しかもそれ以来、あの夜のことや、お酒に関する話さえ禁句のようになってしまい、彼女はその事件を思い出すたびに息がつまるような気分になっていたのです。

「……でもいい機会だったから、夫にセッションのことを話したんです」

ちょっとした話題くらいのつもりで、その内容を話したそうです。

たとえば、自分の問題点を『してもいい』に変えること。『してはいけない』ことを自分の中で許すこと。許したら悪いことも呼び込まなくなること……。

その直後です。

彼女は、自分でも思いがけないことを口にしました。

「……だから、たくさんお酒、飲んでもいいよ。会社のグチもたくさん吐きだしてね」

そんな言葉が、彼女の口から自然にポロッと出てきたそうです。

……あ、こんなに楽に許せるんだ。

彼女はそう思いました。許すってこんな感じなんだ。許すってこんなに楽になれることなんだ……。

そう思った途端、涙がポロポロこぼれてきたそうです。

しかし、彼女以上に苦しんでいたのは旦那さんのほうでした。彼もまた、それから真っ赤な顔をして泣き腫らし、流れる涙をしばらく止めることができなかったそうです。

「ありがとう、ありがとう、ごめんね……」

涙をぬぐいながら何度もくり返しました。

彼自身も、自分の中の『してはいけない』に苦しんでいたのです。


そして、その『してはいけない』という思い。

実はそれを作り出していたのは『キラワレたくない』という思いなのです。

本音を言う。

失敗する。

弱音を吐く。

仕事ができない。

すべて最後は「キラワレたくない」「見捨てられたくない」にたどりつきます。その思いは小さい頃から大切にしてきた「私はキラワレている」「愛されていない」という心の記憶。そしてそれは「カンチガイ」なのです。

口にできない言葉、隠しておきたい言葉。

その深いところにあるのは、

「……キライにならないでよ」

「……愛してほしいんだよ」

「……だって、愛してるんだから」

ということなのです。

それを外に出せず、ガマンして、怒って、問題を作り出していたのです。だってそんなこと、カッコ悪くて、みじめで、そう簡単には言葉にできません。

でも、言葉にして口で言ってみると、案外すんなりと受け入れられます。

だって「カンチガイ」がもとにあることですから。

言葉にすること。

これだけでも、実はひとつの大きな解決なんです。

言葉にすらできないというのが、実はいちばん大きな問題だったのかもしれません。

そして、本当の気持ちを言葉にできなくさせているもの。記憶の中の「カンチガイ」をムシャムシャと食べて、それを栄養にしてどんどん大きくなって、あなたの心の自由を奪っているジャマ者。それがこの本でずっと説明してきた心のオバケなのです。

……彼女はスッキリした表情を僕に向けて続けました。

「ああこれで終わったんだなって気がしました。

許したら、すー……っと、終わったんです。……たぶん、それまでの私の中には暴力はいけないことなんだっていう価値観があって、自分のことをあの日で止めてしまっていたんだと思います。暴力がいけないことはたしかなことです。でも起きてしまった過去で許していかないと前には進めないいんだって、すごくよくわかりました」

許すと価値観がバーンと入れ替わります。

ともすると、あったことのすべてが、実はなかったことのようにさえ思えるようになります。

そして次にあらわれるのは素直な言葉や行動。

それから、ムリのない態度や、自信に満ちた表情です。

「……っていうか、旦那さんがいたんですね」

「……ええ、はい」

「僕の価値観もバーンと切り替わった気がします……」

「……なんのことですか？」

「え！　いえいえ、別に……」

ずずずず……。湯のみに残っていたお茶を、僕は全部飲み干しました。

⑬ 心配しない。信頼する

彼女は背筋をピンとのばして、あらためてこう言いました。

「許せるって、何かをしたら自動的にできることじゃないんですね」

「そうですね……」

「結局は、くり返してつぶやいてみたり、人に宣言し続けたりすることですけど、やっぱり許すことが怖いってこともすごく多いし……」

「わかります」

「でも、いちばん怖いのは、ダメな自分を許しちゃったら自分がダメなままで終わっちゃう気がするってことかもしれません」

僕は、彼女に「あなたならきっと大丈夫ですよ」と応援の言葉をかけながら、いまの彼女にちょっと関係がありそうなこんな話をしました。


僕は以前、ラッキーなことに、斎藤一人《さいとうひとり》さんとお話しする機会がありました。

一人さんは、銀座まるかんの創業者で長者番付日本一でも有名な方です。「ツイテル！」などの独自の人生観の持ち主で全国にファンがいらっしゃいます。

それはまだ僕がこの仕事を始める前のことです。

当時の僕にとっていちばんの悩みは、学校に行かない息子のことでした。

僕は偶然一人さんとお話しさせていただく機会を得て、その興奮も手伝って、「どれだけ自分がいま大変な思いをしているのか」を無我夢中で一人さんに伝えました。

ひとしきり説明すると、いつも笑顔の一人さんがしばらくの間うつむいてだまってしまいました。そして、ふっと顔を上げたときの一人さんの顔が忘れられません。悲しげな憂いと、ほんの少しの怒りの表情。

そしてひと言、

「なんでそんなことで悩むのかなあ。いいじゃない？　子どものやることなんて怒るほどのことじゃないんだよね」

一人さんはそのまま続けました。

「俺だって中学しか出てないんだよ。でも、こうやってちゃんと生きてる。あなたは子どもをどうしたいのかな？　子どもはあなたのものじゃないんだよ。その子はその子なんだよ……」

……ああ、そうなんだ。僕は、自分の価値観を息子に押しつけていたことに気がつきました。

「それとね、いいことを教えてあげるよ。子どもには絶対に言ってはいけない言葉があるんだ。それは『おまえのことが心配なんだ』っていう言葉なんだよ。心配してるってことは信用してないんだってことだよね。信用してないから心配するんだよね。そんなときはね、こう言ってあげるといい。『……おまえのことを信頼してるよ』って。子どもを育てるときはね、信頼することと許すこと。イエスキリストも言ってるけど、本当にそれだけなんだよ」

おまえはきっと大丈夫。

おまえが選ぶことはすべて信じている。

一度や二度の失敗があっても、きっとあとでよくなるためのステップだからどんどんすればいい。

愛する人にはそんな気持ちが大切です。一人さんの言葉をきっかけにして、僕はようやくそのことに気がつきました。そして、すぐには変わりませんが、それをきっかけにして僕と子どもの関係は少しずつ変化していきました。

心配したらその心配ばかり心に焼きつきます。

しかし、信頼すれば、その人が持っている選択肢の中からいちばんいいものを選ぶことができます。

これは『自分』と『自分の心』との関係にもとても似ているように感じます。

許すことと同時に必要なこと。

それは自分に対する信頼の気持ちです。そして、信頼には何より勇気がいるのです。

⑭「自由」という状態を知る

ミツバチでしょうか。

どこからともなく部屋の中に虫が一匹飛び込んできました。

「ちょうどいいや。あれってねえ、人間の心と一緒なんですよ」

僕はミツバチのいる方向に顔を向けました。

ミツバチはいま、窓際にいます。外に出ようとしてガラス窓に何度もぶつかっています。しかし、きっちり閉ざされたガラスの向こうにはもちろん出ていくことができません。小さいけれども、とてもハッキリとした、どこか苦しそうな羽音がセッションルームの空気をふるわせています。

「人間の悩みって、自分でこうやって、勝手に自分のことを閉じ込めるところに始まるんです」

ミツバチが出口を探しているガラス窓には、いま、鍵がかかっています。そうとも知らずにミツバチは何度も何度もガラスに自分を打ちつけます。

「でもね、僕がこうやって開けてあげると……」

僕は片手をのばして鍵を外し、窓を少し開けました。

一〇センチほど隙間ができました。すると、ミツバチはもう何べんかガラスにぶつかったあと、ようやくガラスではないところを見つけて……、

「……よしっ、行けっ！」

ぶーん。

外に飛んでいきました。

「……でもね」

窓の外を見つめている彼女に、僕は続けます。

「僕がミツバチにできることはここまで。でも、人間の心はね……」

ミツバチが遠くに飛び去ったことを確認してから、ガラガラガラッ！　僕は窓を全開にしました。

外の空気が一気に部屋の中へと入り込み、車のエンジン音や、外を歩いている人たちの声が遠くに聞こえてきました。

「この状態。つまり自由なんです」

彼女は静かに聞いています。

「人間の心は、一度開いたら、いつでも出たり入ったりできるんです。出ていってもいいし、帰ってきてもいい。開いてもいいし、閉じてもいい。あとはもう好きにしていいんです……」


自分に『してもいい』と許可することはそんな自由な状態です。

人間は自分の中にいてもいい。

怖れを振り払って、自分の外に飛び出してもいい。

そして、また戻って来たってかまわないんです。

自由に選択できるからこそ人間はありのままの姿でいられるし、なりたい自分にも近づいていくことができるんです。

彼女は窓の外をしばらく見ていました。

言葉もなく、ただ街や、空や、雲の流れを眺めていました。

そのとき、ふわりとカーテンがふくらんで、心地よい風がこのセッションルームへと吹き込んできました。

僕と彼女は風の行方を追いかけて、しばらくの間、窓の外を眺め続けました。

セッションが終わり、じゃあ、と部屋を出ようとする彼女を僕は「ちょっと待って」と引きとめました。

「ねえ、『私はチャラくてもいい』って言ってみて」

彼女は絶句して硬直しました。

「い、言えないです」

「はい、それが次の宿題ね」

終章
仕事ができない自分、さようなら

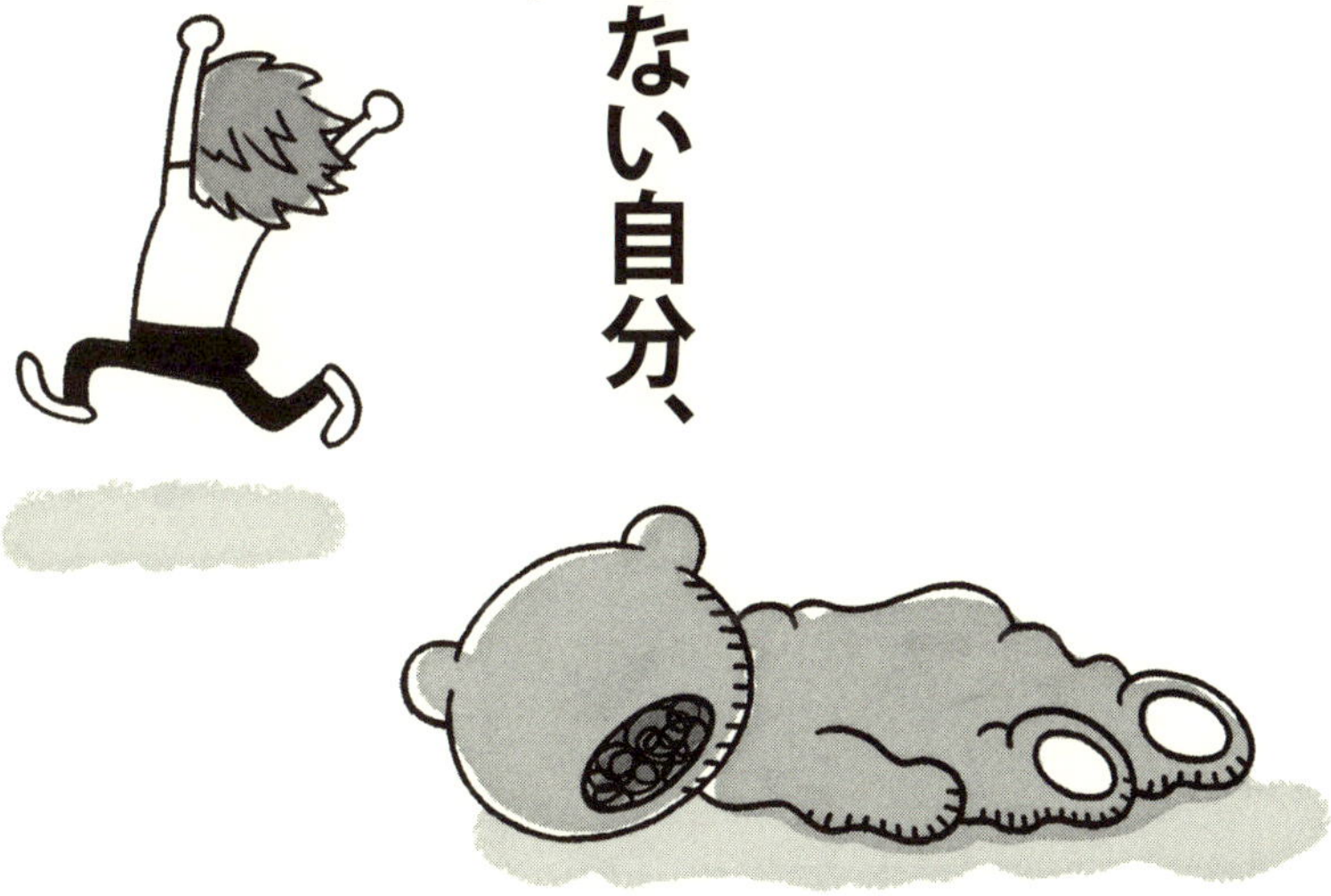

「できる・できない」の境界線

ここまで読んでいただいて、いかがでしたでしょうか。

仕事ができる人とできない人の「心のちがい」を感じ取っていただけたでしょうか。

結局、仕事ができない人は自分で勝手に決めた制限が多い人のことかもしれません。

その制限が多ければ多いほど〝心のオバケ〟が騒ぎ出して、過剰にあなたの行動をしばってしまいます。

今さら言うまでもありませんが、仕事の質を落とすような制限をなくすためには、あれもよし、これもいいでしょうと、身の回りのあらゆることを許すこと。少し長ったらしく説明するなら、仕事ができる人とは「制限したり制限をなくしたりが自由な人」と言えるのかもしれません。できる人に聞いてみるとおもしろいですよ。

仕事ができるためにまず必要な作業はその制限を一回なくしてみること。

「許可」をしまくることです。

最後にもう一度、この本で紹介してきた「あなたが許すべきこと」を整理しておきます。

あとはしっかりと実行に移してください。この本でいちばん大事なことは**この仕組みを「知ること」と、「実際にやってみること」**です。

たとえば、いま流行りの新しい携帯電話を買ったというのに夜遅くまで取扱説明書だけをじっくり読みふける人はいませんよね。やはり実際に、指でさわってみたりボタンを押してみたりしながら、いろいろな機能を試したりするものです。

許可することもそれと同じ。実際に許可を出して、自分の心の中に棲んでいる心のオバケたちがいったいどんな反応をしはじめるのか楽しんでみてください。

許可の先にあるもの

まず第一に、ダメな自分を許してください。

仕事の「能力がまだまだ」な自分を許してください。

仕事上で「感情コントロールがうまくできない」自分を許してください。

「他人に持たれる印象をつい気にしてしまう」自分を許してください。

こう心に言い聞かせるのです。

「ダメダメな自分でもいい……」

「めんどくさくてもいい……」

「キラワレてもいい……」

かわいい子には旅をさせろといいますが、かわいいダメな自分は許可しちゃうのがいちばん。自分を責めても、結局のところ、あまりいい効果はないからです。

あなたは今まで、隠そうとすることにエネルギーを使ってしまっていたのです。

そして残念ながら、あなたが必死で隠そうとしたことは全部まわりにバレているんです。


あなたはいままで、仕事ができないで悩んでいました。

効率が悪い、段取りが悪い、周囲に引きずられてしまって自分のペースを保つことができない。

あなたがパフォーマンスをのばせなかった理由は何だったのかというと、そんな自分を見つめすぎてしまったことや、さとられまいとごまかしてきたことです。

あなたは現場でうまく立ち回ることが苦手です。

それはどうしてかというと、うまく立ち回らないといけないと思っているから。

「ハキハキと対応して」

「段取りはすべて飲みこめていて」

「準備も完璧で」

「トラブルもバリッと解消」

あなたは、それができる誰かを見てそう思っているかもしれません。でも、あなたはそもそもまだ経験が少ないのです。うまく立ち回ることができなくても当たり前です。同期入社や後輩の中には器用な人がいて、上手にこなしているかもしれません。でも月並みな言い方になりますが、人は人、あなたはあなたです。

あなたは、あなたの実力以上に仕事をうまくやらなくてはいけないと思う必要はさらさらないんです。

それよりも、

「仕事ができなくてもいい」

その許可を自分に与えることです。「……ていうか、できないし（笑）」と笑ってしまいましょう。

すると、逆に仕事ができるようになる。

というより、仕事ができない自分を自分で問題視しなくなるんです。自分が自分を問題視しなくなると、他人も同じように自分を扱ってくれるのです。だって他人は自分の一部ですから。

「自由な自分」になるということ

かじかんだ手を温めるには、何度も何度も手をこすりあわせます。しかし、こするのをやめるとそのうちまた冷たくなる。だから、また何度も何度もこすり続けますよね。

そんなふうに、心もしょっちゅうこすってあげてください。

心にだって体温があるんです。冷たさや寒さにさらされると、かさかさになって、かじかんで、アカギレもできます。だから、しょっちゅうこすって温めないといけません。

つまりそれは、許可をいつも出してあげること。

自分を「してもいい」と許し続けることなんです。


この本もまもなく結びです。

すべてを許可したら、あとは自由にふるまってください。あなたの心にはもう制限がありません。

そして、最後にきっちり許してほしいことがあります。

それは、「自分は仕事ができる人であってもいい」ということ。


……うーん、でもー。

って思う人。

うん、わかります（笑）。

やっぱりそう思っちゃいますよね。

でも、それをいちばんに許してみてほしいんです。


あなたの心は、精巧にできたビビリマシーンなんです。いつ何時でも〝実際よりも多め〟

にビビるようにできています。でもそれは、何度も何度も言うように、心のオバケが大騒動をしているだけのこと。

つまり、実際のあなたは、あなたが感じているよりもできるんです。たぶん（笑）。だから、自分のすべてのマイナスポイントを堂々と許してください。さらけだしても大丈夫。あなたが怖いと感じるよりも、実際はずっと安全ですから。だから、それでも大丈夫なんだと心のオバケたちをしっかりと説得してください。

そうしたらオバケはどこかに引っ込みます。

するとあなたは、もうマイナスではありません。

ゼロの位置に立っています。あとは自由にふるまうだけです。

自分の実力の分だけしっかりとプラスでいればいいんです。

おわりに

仕事ができない自分って、結局は〝自信がない〟んです。

僕がそうでした。

「仕事をしはじめてから、なくなったの？」と聞かれるとそれはちがいます。

もっと、ずっとずっと昔から〝自信のなさ〟はあったんです。

どうしてそんな昔から自信がなかったのか。

それは〝それでいい〟って許してもらえなかったからなんです。

「ここがダメ」

「もっと」

「まだできないの」

そんなことを言われた小さな頃の自分や、その言葉から自信を失い続けた自分が、大人になってから〝仕事〟という状況を使って「僕のことを思い出してよ!!」と叫んでいるんです。


でもそれは自分がキラッている自分だし、認めたくない自分。

そんな自分の中に押し殺してきた自分が「僕のことを認めてよ!!」と心の中で叫んでいるんです。

だからあなたは、そんな自分を思い出してあげてください。

そして、「それでいいよ」と認めてあげてください。


「ダメでいいよ」

「できなくていいよ」

「ほめてほしかったね」

「なのに、キラッてごめんね」


あなたの中で、小さくうずくまっているあなた自身。

それは、認められたくて、愛されなくて、キラワレていて、自信をなくしている自分自身。でも本当は、それって、認められないと思い込んでしまっていて、愛されていないと思い込んでしまっていて、キラワレていると思い込んでしまっているだけの自分。
そんな自分を、大きくなったあなたが抱きしめてあげてください。

……できなくってもいいんだよ。
……キラワレてもいいんだよ。
……もうできてもいいんだよ。
……本当は認められているんだよ。

ってね。

心屋仁之助（こころや　じんのすけ）

性格リフォーム専門心理カウンセラー。NLP マスタープラクティショナー。

兵庫県生まれ。大手企業の管理職として働いていたが、家族に起こった問題がきっかけとなり、心理療法を学び始める。その過程で、自分の性格が変容していくことに気づき、人の心の仕組みや心理療法の楽しさを広める必要性に目覚める。それが原点となり「性格リフォーム」を専門としたカウンセリング活動をスタート。現在は京都を拠点にして、独自の性格改善手法を使ったカウンセリングをおこなうかたわら、その手法を広めるセミナー活動を全国で展開している。

著書に『性格は捨てられる』『人間関係が「しんどい!」と思ったら読む本』（中経出版刊）、『光と影の法則』（経済界刊）、『たった一言!あなたの性格は変えられる』（グラフ社刊）、『「めんどくさい女」から卒業する方法』（廣済堂出版刊）などがある。

●公式ホームページ
http://www.kokoro-ya.jp/
●公式ブログ「心が　風に、なる」
http://ameblo.jp/kokoro-ya/

著者の公開セミナーは DVD でもお楽しみいただけます。
●音学 .com　http://www.otogaku.com/

仕事が「ツライ」と思ったら読む本

2011年 4 月11日　第 1 版第 1 刷発行
2014年11月19日　　　第 9 刷発行

著　者　心屋仁之助

発行者　玉越直人

発行所　WAVE 出版
〒102-0074　東京都千代田区九段南 4-7-15
TEL 03-3261-3713　FAX 03-3261-3823
振替　00100-7-366376
E-mail : info@wave-publishers.co.jp
http://www.wave-publishers.co.jp/

印刷・製本　萩原印刷

NDC914　207p　19cm　ISBN978-4-87290-517-5

九七ページのメッセージを読んだみなさまへ

次のことを禁止いたします。

「してはいけない」と思っていることを
「してもいい」なんて、
絶対に思わないようにしてください。

うっかり仕事ができるようになってしまいますから。

※だから見ないでって言ったでしょ！（笑）
もとのページに戻ってくださいね！

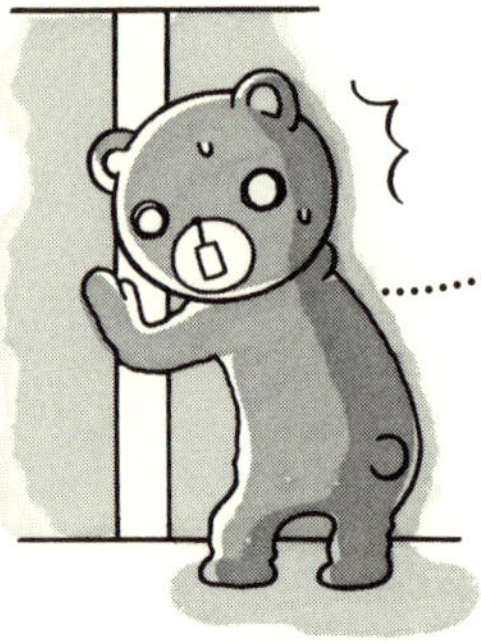